哇!現在大家以為我會講中文了,
這對我的冒牌者症候群可不是件好事啊…

總之,謝謝你們!臺灣的讀者!

Bonne lecture !
我希望你們會喜歡這本書!

Claire Le Men
France - 20/12/19

LE SYNDROME DE L'IMPOSTEUR

PARCOURS D'UNE INTERNE EN PSYCHIATRIE

總覺得自己
沒那麼好？

一位實習醫師的
冒牌者症候群實錄

克萊兒‧勒芒 Claire Le Men　文／圖
Geraldine LEE　譯

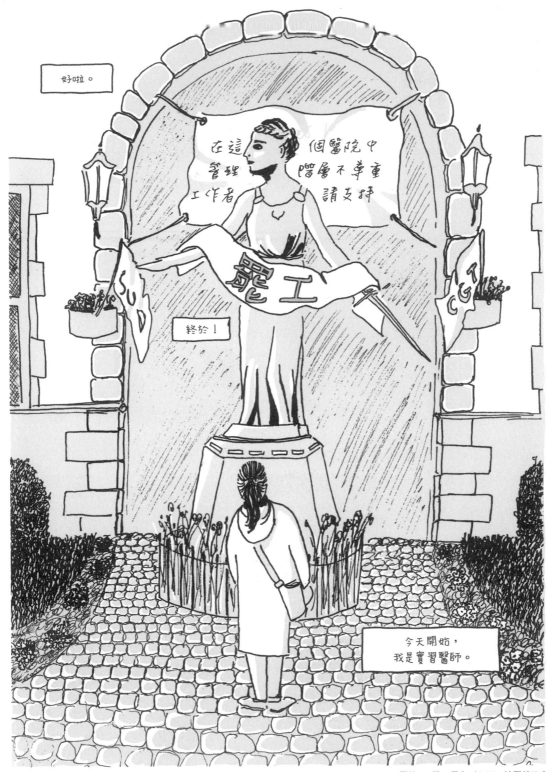

＊SUD：團結、一致、民主／CGT：法國總工會

精神科實習醫師。

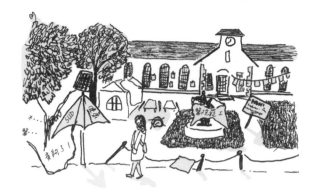

終於結束啦！考試前臨時抱著佛腳，
去背那些我永遠也不會開的處方。

通通都結束啦，
那些醫師們又蠢又冷的笑話、

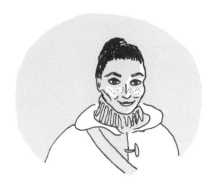

醫學生們討人厭的幽默、

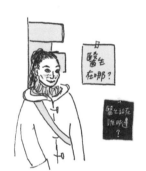

課堂上被點名
操作腰椎穿刺或直腸觸診的焦慮。

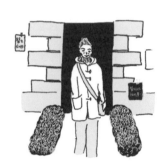

實習醫師生活的開始根本就是蜜月期：每一件事都太美好啦！

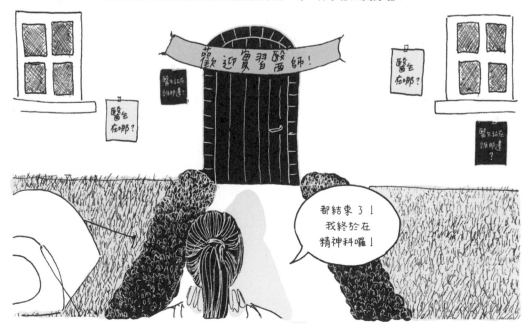

都結束了！
我終於在
精神科囉！

4

我開始實習時，正好碰上醫院裡發動罷工，陣容浩大。雖然罷工的情勢在檯面上看起來很緊張，但沒有任何事可以改變我的熱情。

想要取悅菜鳥實習醫師並非難事。

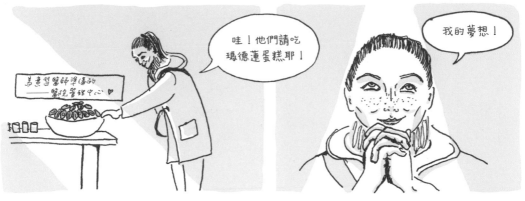

畢竟他們才剛從六年的高壓瘋狂學習中解脫。說實在的，這個學習環境有時有那麼一點特殊…

…醫學生在校時，還得一邊在醫院做些可有可無的打雜工作。

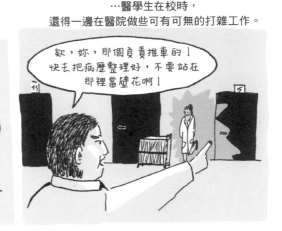

然後，突然之間，在我們成為實習醫師之後，就變得像彌賽亞一樣受歡迎。

在精神科實習時，我們所面對的狀況與其他專科有一項顯著的不同。

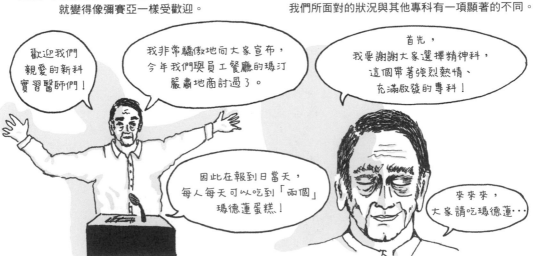

那就是，我們可以把在醫學院裡學過的一切全都忘光光！

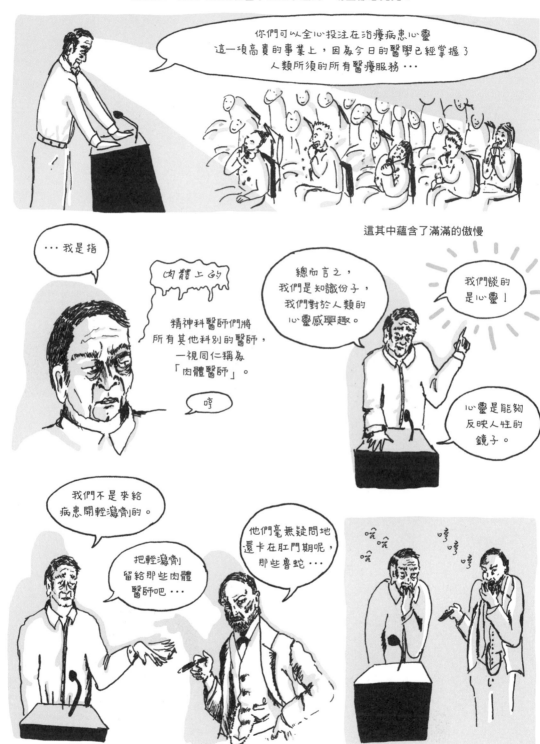

6

不過，面前這些精神科實習醫師們，的確跟醫學院教室裡看到的學生不太是同個類型⋯

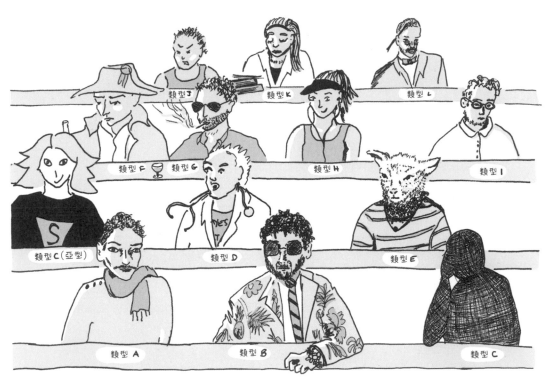

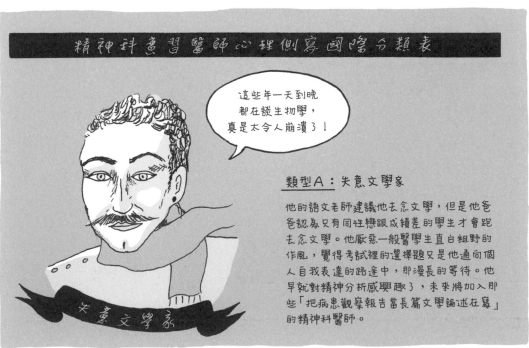

精神科實習醫師心理側寫國際分類表

> 這些年一天到晚
> 都在談生物學，
> 真是太令人崩潰了！

類型A：失意文學家

他的語文老師建議他去念文學，但是他爸爸認為只有同性戀跟成績差的學生才會跑去念文學。他厭惡一般醫學生直白粗野的作風，覺得考試裡的選擇題只是他通向個人自我表達的路途中，那漫長的等待。他早就對精神分析感興趣了，未來將加入那些「把病患觀察報告當長篇文學論述在寫」的精神科醫師。

類型 B：醫學狂人

這是電影中最常出現的精神科醫師樣貌。
假如他生在另一個時代，他會成為那種把
病患的妄想跟幻覺都搬上舞臺的精神科醫
師。因為他覺得這樣做，可以使他的病患
重獲心靈上的自由（就像電影《隔離島》
演的那樣）。如果他是50年代的精神科
醫師，他會是那種把LSD迷幻藥（巴塞爾
的桑多茲實驗室合成出來的麥角酸二乙醯
胺）拿到自己身上測試，以便親身體驗精
神病的科學怪人。

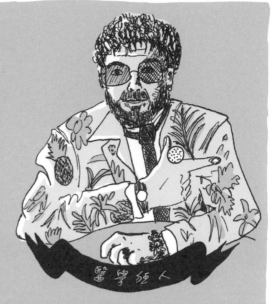

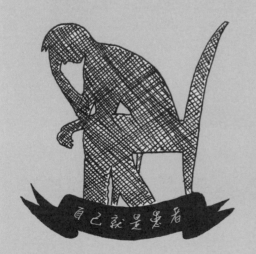

類型 C：自己就是患者

這個類型存在著多種不同版本，從厭食症
到憂鬱症都有，他們覺得自己的心靈生病
了（他們通常會說，「我有點神經質」），
因此選擇專攻精神科以便自我救贖。

類型 C（亞型）：救世女超人

一般來說，這類型的人身邊有罹患精神疾
病的患者，且通常是有成癮問題（經典案
例是父母其中一方酗酒），或者是精神失
常的病患。

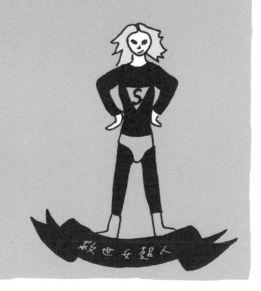

8

類型 D：浪蕩子

這是典型的醫學生模樣。喜歡在演講廳裡面大喊大叫，有事沒事就唱一些歌詞低俗的曲子，並且負責舉辦「醫學系聯誼晚會」。他選擇精神科是因為「精神科的病患好好笑啊」。

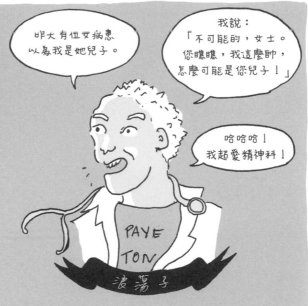

昨天有位女病患以為我是她兒子。

我說：「不可能的，女士。您瞧瞧，我這麼帥，怎麼可能是您兒子！」

哈哈哈！我超愛精神科！

浪蕩子

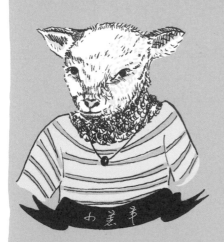

小羔羊

類型 E：小羔羊

她就像隻小羔羊，既溫柔又善良。擅長傾聽，有豐富的同理心，並且每次院外實習結束後都哭得淚漣漣（一半是因為對病患的同情，另一半則是因為看到精神科醫護人員對待病患的糟糕態度，而感到焦慮痛苦）。選擇精神科，是因為這是她能想到最貼近人性的專科了。而且，一般來說，這裡的工作人員人比較好。很快，她就會發現自己身陷某位病患的社會救助服務中。因為如果她不這麼做，這位病患就會流落街頭；或者幫必須接兒子放學的祕書小姐打報告。而且面對那些質疑她處方的護士們，她從不敢硬起來。

類型 F：曾是未來外科醫師的小憂鬱

他超級想當外科醫師啊！為了能把雙手伸進病患肚子裡，他願意付出任何代價。但是他分科考試就是考得不夠好，所以只好對自己說：「好吧，不然就精神科吧，這一科也算滿權威的啦…」這句話裡的苦中作樂成分，可不是只有一點點啊。

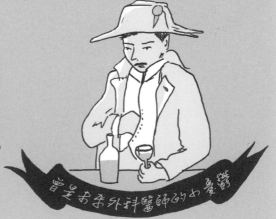

曾是未來外科醫師的小憂鬱

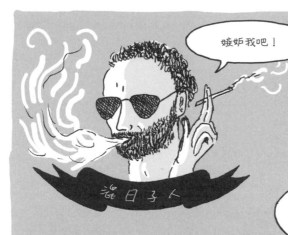

嫉妒我吧！

混日子人

類型 G：混日子人

這完全符合其他科別的醫師對於精神科實習醫師的印象：他不太知道自己要選什麼專科，不過沒關係，反正他知道自己選精神科，就是為了上班時間夠短、生活品質夠好。

我都一邊運動一邊聽點雞湯！

類型 H：養生人

她最喜歡的金句是——健康心靈住在健康身體裡。對她來說，健康是整體的，身體健康，心靈也必須健康。她每兩天就會慢跑來醫院上班，沒跑步的那一天則是搭地鐵，因為這樣就可以在通勤時間看一點心靈雞湯類的書籍。

養生人

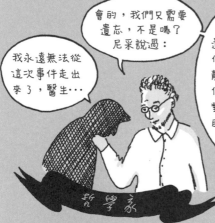

我永遠無法從這次事件走出來了，醫生…

會的，我們只需要遺忘，不是嗎？尼采說過：

「如果我們沒有遺忘的能力，任何幸福、任何寧靜、任何希望、任何自豪、任何對當下這個瞬間的享受，都不可能存在。」

哲學家

類型 I：哲學家

他選擇精神科，是希望在其中找到人生的意義，並致力以哲學的理性思辨來治癒病患。他不吝於邀請尼采與康德一起參加他與精神科病患的會談，雖然病患絕大部分時候都覺得這個醫生根本不知所云。

啊啊啊啊啊啊啊啊！

類型 J：衝動人

這種人早就計畫好一切了：他要跟剛進醫學系就認識的女友，兩人開開心心地，一起去陽光充沛的地區醫院做心臟科實習醫師；然後某一天，他們會開一間自己的診所。但就在醫學系分科考試結束之後，女朋友跟著最要好的朋友跑了，就因為這位好朋友善於聆聽。因此，在憤怒之下（同時也要向前女友證明她選錯了），他選擇在長年陰雨的地區進行精神科實習。

附註：這類人擁有類型 C（自己就是患者）、類型 D（浪蕩子）與類型 F（曾是未來外科醫師的小憂鬱）的混合特徵。

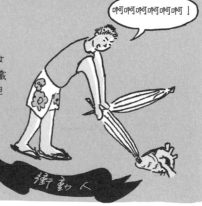

衝動人

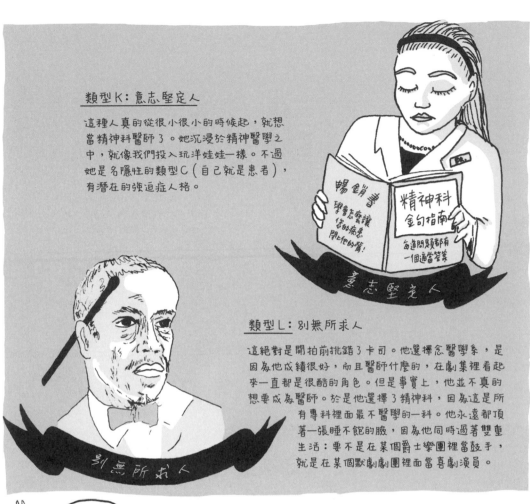

類型K：意志堅定人

這種人真的從很小很小的時候起，就想當精神科醫師了。她沉浸於精神醫學之中，就像我們投入玩洋娃娃一樣。不過她是名隱性的類型C（自己就是患者），有潛在的強迫症人格。

意志堅定人

類型L：別無所求人

這絕對是開拍前挑錯了卡司。他選擇念醫學系，是因為他成績很好，而且醫師什麼的，在劇集裡看起來一直都是很酷的角色。但是事實上，他並不真的想要成為醫師。於是他選擇了精神科，因為這是所有專科裡面最不醫學的一科。他永遠都頂著一張睡不飽的臉，因為他同時過著雙重生活：要不是在某個爵士樂團裡當鼓手，就是在某個默劇劇團裡面當喜劇演員。

別無所求人

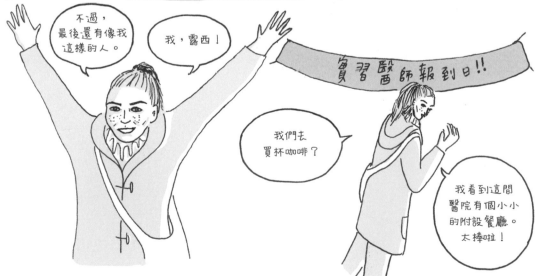

對剛開始第一份實習工作的菜鳥實習醫師而言，去醫院的附設餐廳裡買咖啡，是個典型的錯誤。

醫院附設餐廳，是大家心照不宣讓給病患的空間。

每到了新換一批實習醫師的日子，病患們便蠢蠢欲動，想知道誰會是接下來要陪伴他們六個月的新鮮人。

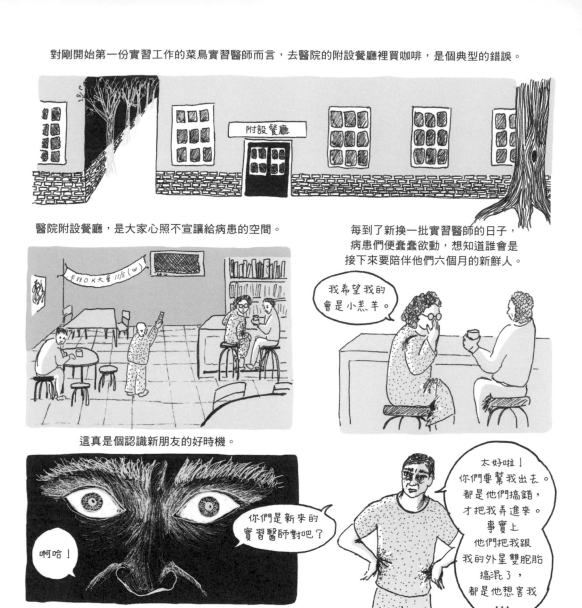

這真是個認識新朋友的好時機。

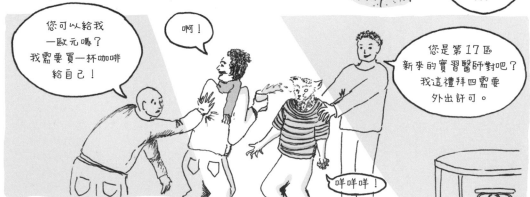

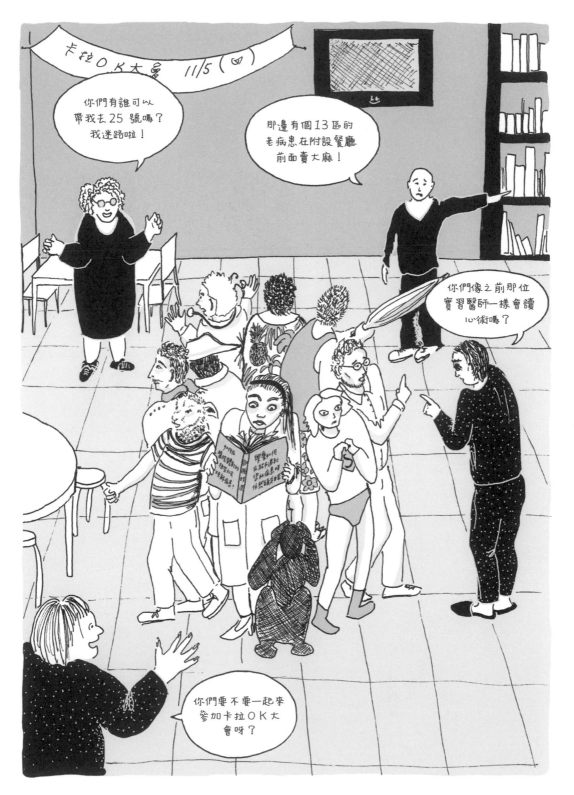

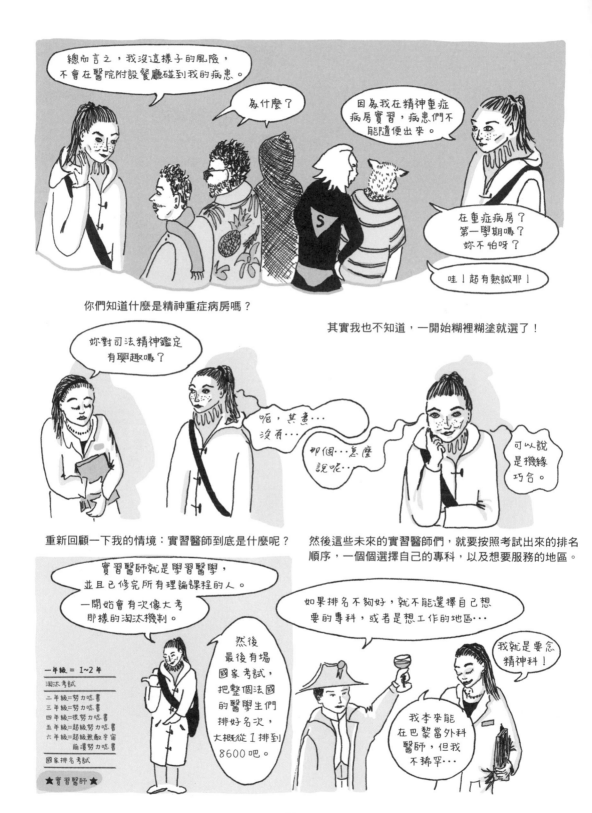

總而言之，我沒這樣子的風險，不會在醫院附設餐廳碰到我的病患。

為什麼？

因為我在精神重症病房實習，病患們不能隨便出來。

在重症病房？第一學期嗎？妳不怕呀？

哇！超有熱誠耶！

你們知道什麼是精神重症病房嗎？

其實我也不知道，一開始糊裡糊塗就選了！

妳對司法精神鑑定有興趣嗎？

呃，其實…沒有…

那個…怎麼說呢…

可以說是機緣巧合。

重新回顧一下我的情境：實習醫師到底是什麼呢？

然後這些未來的實習醫師們，就要按照考試出來的排名順序，一個個選擇自己的專科，以及想要服務的地區。

實習醫師就是學習醫學，並且已修完所有理論課程的人。

一開始會有次像大考那樣的淘汰機制。

然後最後有場國家考試，把整個法國的醫學生們排好名次，大概從 1 排到 8600 吧。

如果排名不夠好，就不能選擇自己想要的專科，或者是想工作的地區…

我就是要念精神科！

我本來能在巴黎當外科醫師，但我不稀罕…

一年級 = 1~2 年

淘汰考試

二年級=努力唸書
三年級=努力唸書
四年級=很努力唸書
五年級=超級努力唸書
六年級=超級無敵宇宙崩潰努力唸書

國家排名考試

★ 實習醫師 ★

14

總之，在通過最後的排名考試之後，
我們就成為一名實習醫師，
必須在一個地區待上：

當我們成為實習醫師之後，就不需再面對考試啦。
而是整天全職待在醫院裡，然後每六個月換一次部門：
這次就是我們自己選擇的實習內容。

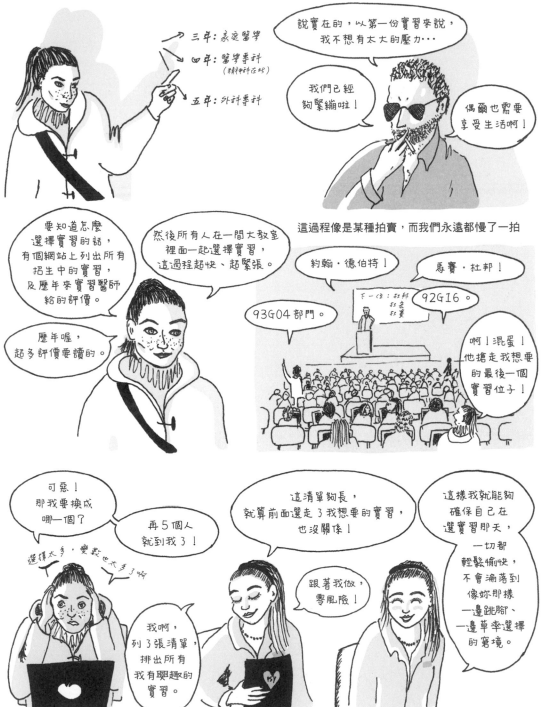

三年：家庭醫學

四年：醫學專科
（精神科在此）

五年：外科專科

說實在的，以第一份實習來說，
我不想有太大的壓力···

我們已經
夠緊繃啦！

偶爾也需要
享受生活啊！

要知道怎麼
選擇實習的話，
有個網站上列出所有
招生中的實習，
及歷年來實習醫師
給的評價。

然後所有人在一間大教室
裡面一起選擇實習，
這過程超快、超緊張。

這過程像是某種拍賣，而我們永遠都慢了一拍

歷年喔，
超多評價要讀的。

約翰·德伯特！

馮賽·杜邦！

93G04 部門。

下一位：杜邦
杜庇
杜賽

92G16。

啊！混蛋！
他搶走我想要
的最後一個
實習位子！

可惡！
那我要換成
哪一個？

再5個人
就到我了！

這清單夠長，
就算前面選走了我想要的實習，
也沒關係！

這樣我就能夠
確保自己在
選實習那天，
一切都
輕鬆愉快，
不會淪落到
像妳那樣
一邊跳腳、
一邊草率選擇
的窘境。

選擇太多，變數也太多了啊

我啊，
列了張清單，
排出所有
我有興趣的
實習。

跟著我做，
零風險！

15

這需要迅速決定，而我身邊的損友類型G（混日子人）與類型F（養生人）幫了我。

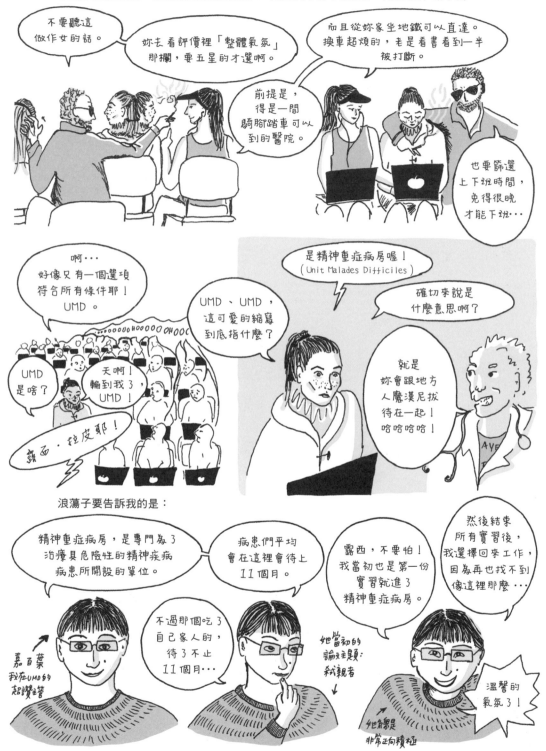

不要聽這做作女的話。

妳去看評價裡「整體氛圍」那欄，要五星的才選啊。

而且從妳家坐地鐵可以直達。換車超煩的，老是看書看到一半被打斷。

前提是，得是一間騎腳踏車可以到的醫院。

也要篩選上下班時間，免得很晚才能下班…

啊…好像只有一個選項符合所有條件耶！UMD。

UMD、UMD，這可愛的縮寫到底指什麼？

是精神重症病房喔！
(Unit Malades Difficiles)

確切來說是什麼意思啊？

UMD是啥？

天啊！輪到我了，UMD！

露西·拉皮那！

就是妳會跟地方人魔漢尼拔待在一起！哈哈哈哈！

浪蕩子要告訴我的是：

精神重症病房，是專門為了治療具危險性的精神疾病病患所開設的單位。

病患們平均會在這裡會待上11個月。

露西，不要怕！我當初也是第一份實習就進了精神重症病房。

然後結束所有實習後，我選擇回來工作，因為再也找不到像這裡那麼…

嘉百葉我在UMD的超讚主管

不過那個吃了自己家人的，待了不止11個月…

她當初的論文主題：弒親者

她總是非常正向積極

溫馨的氛圍了！

16

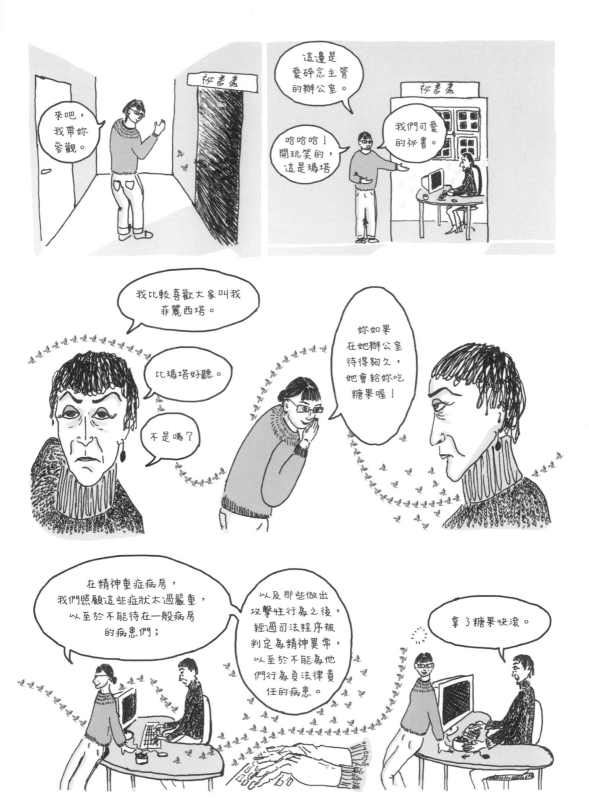

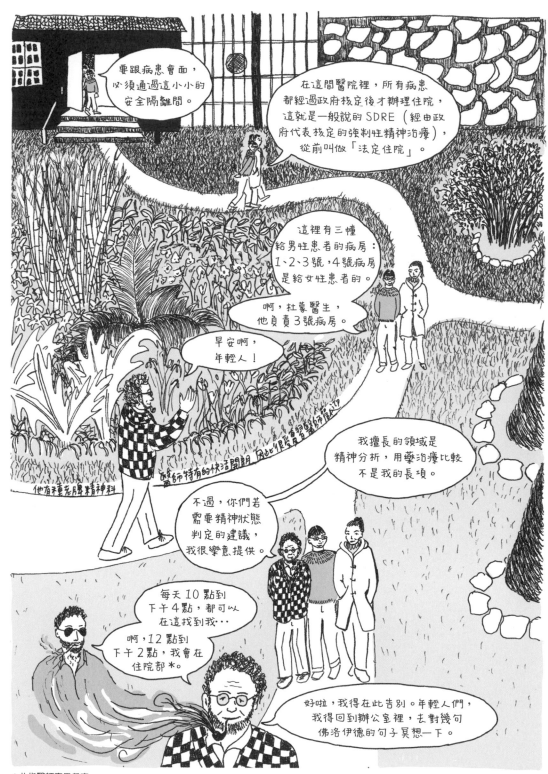

*此指醫師專用餐廳

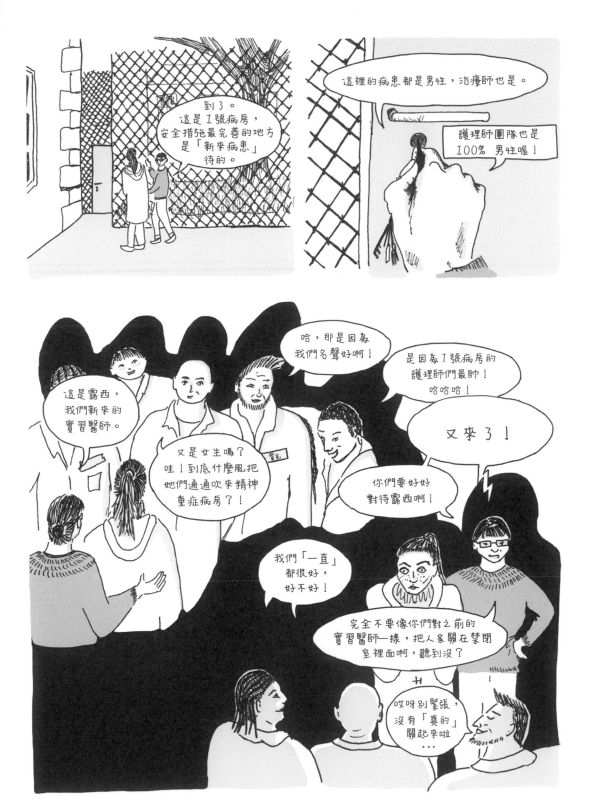

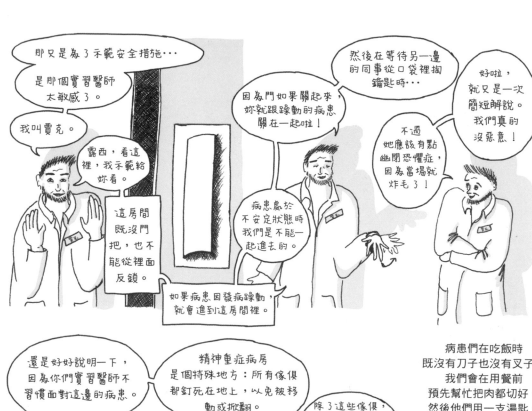

那只是為了示範安全措施⋯

是那個實習醫師太敏感了。

我叫賈克。

露西,看這裡,我示範給妳看。

這房間既沒門把,也不能從裡面反鎖。

如果病患因發病躁動,就會進到這房間裡。

因為門如果關起來,妳就跟躁動的病患關在一起啦!

病患處於不安定狀態時我們是不能一起進去的。

然後在等待另一邊的同事從口袋裡掏鑰匙時⋯

不過她應該有點幽閉恐懼症,因為當場就炸毛了!

好啦,就只是一次簡短解說。我們真的沒惡意!

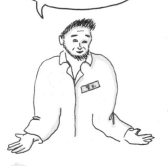

還是好好說明一下,因為你們實習醫師不習慣面對這邊的病患。

精神重症病房是個特殊地方:所有像俱都釘死在地上,以免被移動或掀翻。

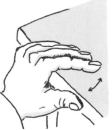

除了這些像俱,1號病房沒什麼東西,我們這裡是斯巴達式管理。

病患們在吃飯時既沒有刀子也沒有叉子。我們會在用餐前預先幫忙把肉都切好,然後他們用一支湯匙,去吃放在塑膠器皿裡的食物。

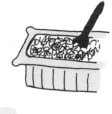

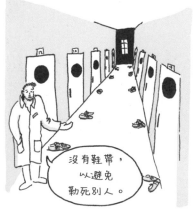

沒有鞋帶,以避免勒死別人。

在1號病房,病患們全都穿統一病服。私人物品會被集中保管,幾個月後轉入2號病房時就會歸還。

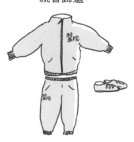

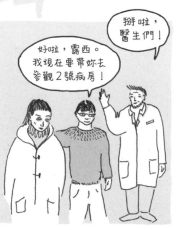

好啦,露西。我現在要帶妳去參觀2號病房!

掰啦,醫生們!

呃···所以···
這裡的病患都這麼暴力嗎？

不，其實光待在機構裡，某種程度上就已經能緩和病情。1號病房裡這種有點「刻苦」的生活氣氛，其實是刻意營造的。每天遵循規律的生活方式，能給他們一種穩定的方向感，容易平靜下來。

大部份病患剛來時，都已長期注射鎮靜藥物，讓他們處於麻木陰沉的狀態。他們從原本自己家鄉的精神醫學機構裡被轉介過來，當地通常不像我們有「既包容又安全」的基礎設施，所以有特別無他法，只能使用「打暈算了」的用藥策略，以避免病患傷害治療師或者其他病患。

病患們有時在等待被轉診到精神重症病房的過程中，身體是長時間被束縛住的，而在來到1號病房之後，我們可以嘗試減輕鎮靜劑量。因為這裡是專門設計給有暴力傾向的精神重症患者，因此能用較好的方式應對。

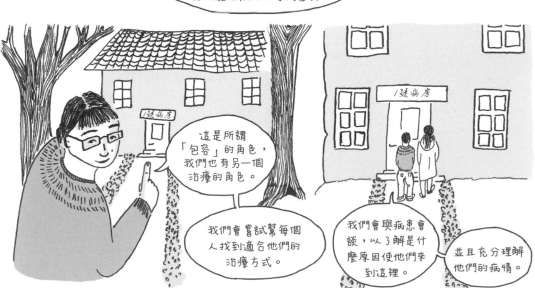

這是所謂「包容」的角色，我們也有另一個治療的角色。

我們會嘗試幫每個人找到適合他們的治療方式。

我們會與病患會談，以了解是什麼原因使他們來到這裡。

並且充分理解他們的病情。

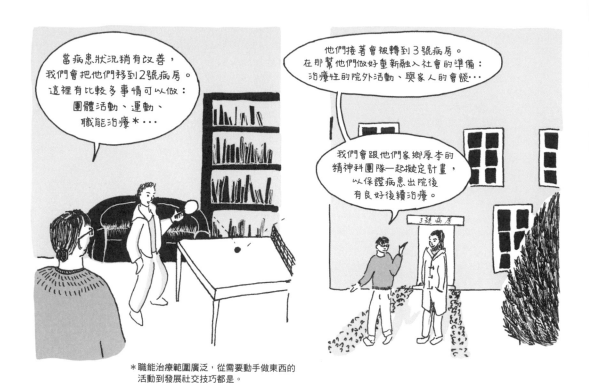

當病患狀況稍有改善，我們會把他們移到2號病房。這裡有比較多事情可以做：團體活動、運動、職能治療＊⋯

他們接著會被轉到3號病房。在那幫他們做好重新融入社會的準備：治療性的院外活動、與家人的會談⋯

我們會跟他們家鄉原本的精神科團隊一起擬定計畫，以保證病患出院後有良好後續治療。

3號病房

＊職能治療範圍廣泛，從需要動手做東西的活動到發展社交技巧都是。

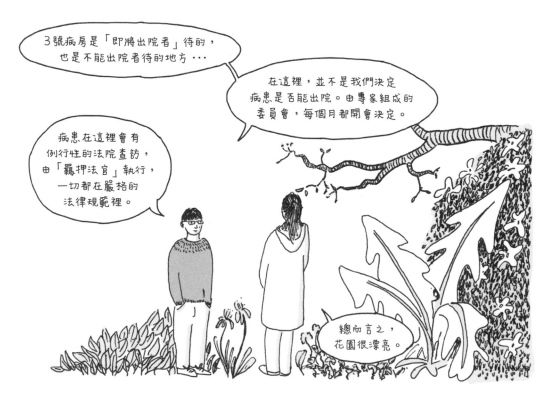

3號病房是「即將出院者」待的，也是不能出院者待的地方⋯

在這裡，並不是我們決定病患是否能出院。由專家組成的委員會，每個月都開會決定。

病患在這裡會有例行性的法院查訪，由「羈押法官」執行，一切都在嚴格的法律規範裡。

總而言之，花園很漂亮。

是啊！
精神醫學科的主任
勒格朗醫師，堅持整體環境
要舒適宜人。

自從他幾年前來到
這裡，精神重症病
房的條件就有了很
大的改善。

之前環境老舊、醫師人數比現在少，
所以其實是護理師們在管理
精神重症病房。

1號病房的賈克
在這裡工作25年了，
這裡經歷過的種種改變，
他可以如數家珍！

妳看到這個超讚的職能
治療教室了吧？病患在
這裡可以玩玩陶瓷，或
學習製作皮件…

或畫畫。

還不到50年前呢，
那時人們要求精神科的
病患為醫院工作。

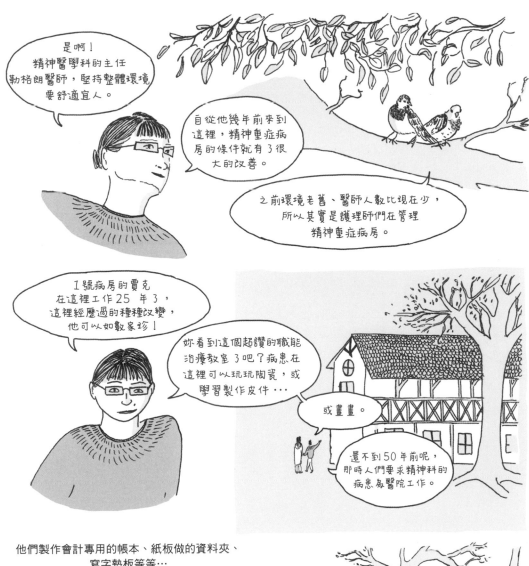

他們製作會計專用的帳本、紙板做的資料夾、
寫字墊板等等…

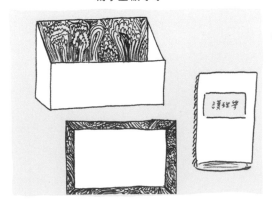

護理學

啊，正好，
勒格朗醫師！

啊，嘉百葉，
妳帶新人
參觀環境啊。
很好！
這是個
好開始。

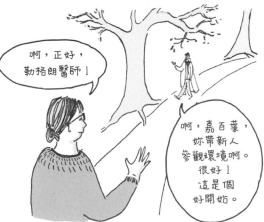

精神醫學科主任：

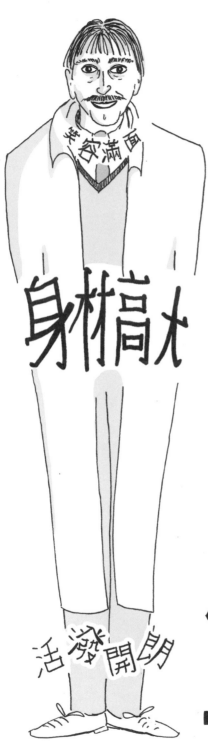

笑容滿面

身材高大

活潑開朗

他表現出一種在笑容滿面、身材高大、活潑開朗，且處在社交金字塔頂端的人身上經常看到的特徵：他只是隨口稱讚，但是…

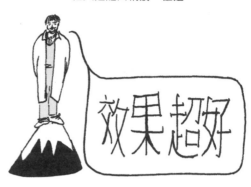

效果超好

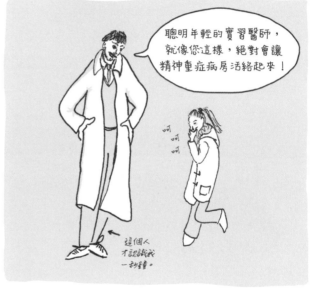

聰明年輕的實習醫師，就像您這樣，絕對會讓精神重症病房活絡起來！

呵呵呵

這個人才認識我一秒鐘。

我們可以用以下方式來解釋這種現象：

1

因為他身材高大，所以稍微彎腰跟我們打招呼，因此容易讓人有種虛榮感，認為自己得到特別的注意力。

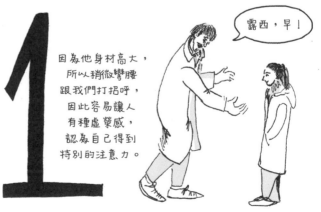

露西，早！

因為與他比起來相對矮小，猶豫著他所謂的打招呼究竟是不是要擁抱時，我們有一瞬間就好像回到孩童時代。

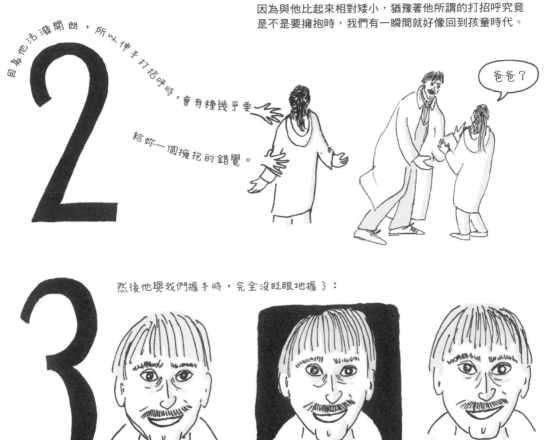

因為他活潑開朗，所以伸手打招呼時，會有種幾乎要

給妳一個擁抱的錯覺。

爸爸？

然後他與我們握手時，完全沒眨眼地握了：

1 秒鐘　　2 秒鐘　　3 秒鐘

他一直上下搖動的手，與完全靜止的視線形成強烈對比，到最後甚至有種催眠效果。

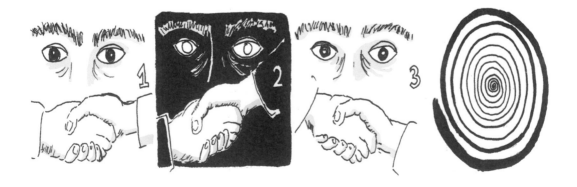

在這與現實脫離的一瞬間，他以一種直通大腦的方式傳遞一條訊息：

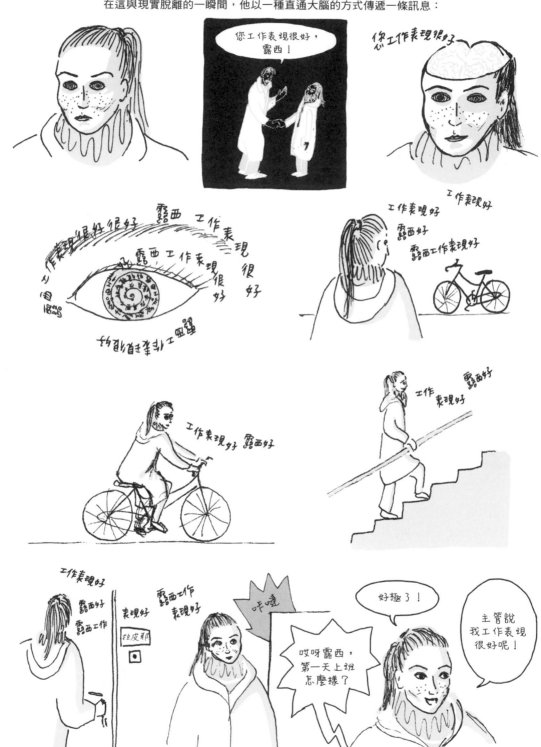

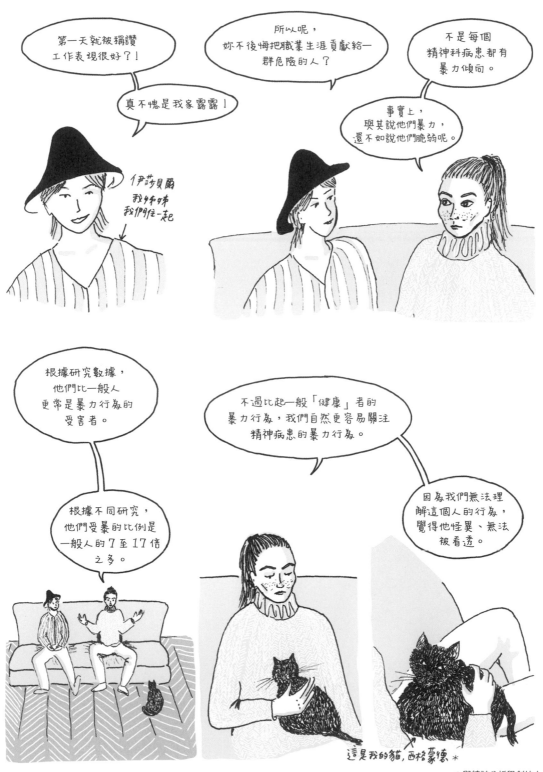

第一天就被稱讚工作表現很好？！

真不愧是我家露露！

所以呢，妳不後悔把職業生涯貢獻給一群危險的人？

不是每個精神科病患都有暴力傾向。

事實上，與其說他們暴力，還不如說他們脆弱呢。

伊莎貝爾 我姊姊 我們住一起

根據研究數據，他們比一般人更常是暴力行為的受害者。

不過比起一般「健康」者的暴力行為，我們自然更容易關注精神病患的暴力行為。

根據不同研究，他們受暴的比例是一般人的7至17倍之多。

因為我們無法理解這個人的行為，覺得他怪異、無法被看透。

這是我的貓，西格蒙德*

*與精神分析學創始人
西格蒙德‧佛洛伊德的名字相同

27

牠叫做西格蒙德。
因為就像所有心理分析學者一樣，牠總是緘口不言，
卻擺出一副比我們還了解我們自己的樣子。

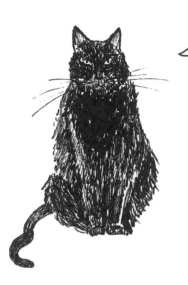

在工業化國家，
大約每10萬人中就有1～5
人被殺害。更進一步的數據
顯示，每10萬人中僅0.16
人是被患有精神問題者殺死。
這大約是總謀殺率
的1/20。

把所有種類的暴力
都合在一起計算，大約
只有3到5%的正常人
遭受精神疾病患者的
暴力。

但現實是很矛盾的：
比起一名意識清楚、卻天天對妻子施暴的
丈夫，我們對於因自認他人對自己不利，
而僅在街上出手打傷陌生人一次的
「瘋子」，更感到震驚。

我們往往因為不同的理由，
而決定對「健康者」施行的種種暴
力視而不見。但是當今天暴力的原
因是疾病時，突然之間，所有人就
都變得很感興趣了。

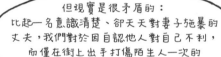

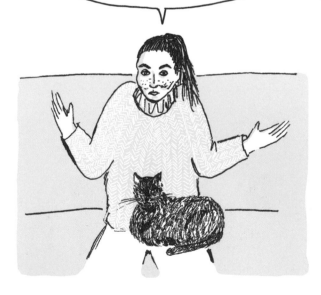

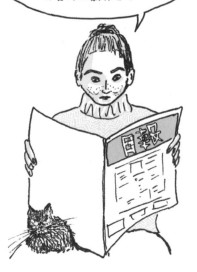

我們喜歡這樣的故事，
就像喜歡在大半夜講一些
自己嚇自己的故事一樣。

然後就成為左鄰右舍們茶餘飯後的話題。

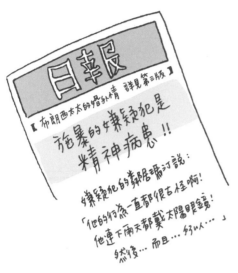

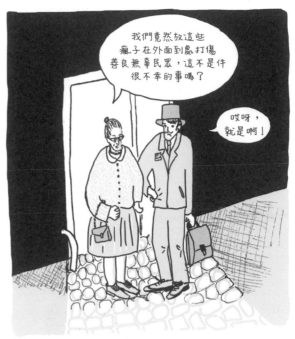

我們竟然放這些
瘋子在外面到處打傷
善良無辜民眾，這不是件
很不幸的事嗎？

哎呀，
就是啊！

對！每個人都喜歡那種令人毛骨悚然的故事。

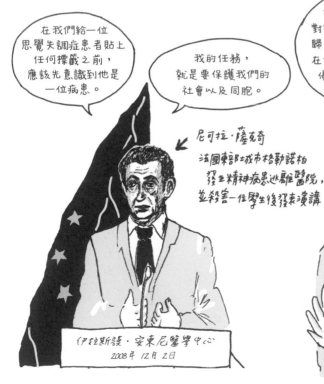

在我們給一位
思覺失調症患者貼上
任何標籤之前，
應該先意識到他是
一位病患。

我的任務，
就是要保護我們的
社會以及同胞。

尼可拉·薩克奇
法國東部城市格勒諾柏
發生精神病患逃離醫院，
並殺害一位學生後發表演講

伊拉斯謨·安東尼醫學中心
2008年12月2日

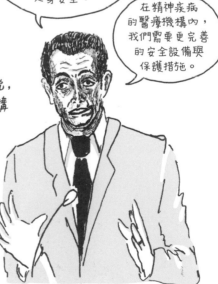

我在這裡大膽地說，
對於精神病患者有天能回
歸正常社會的這份希冀，
在任何狀況下，都不能夠
優先於我們一般市民的
人身安全。

在精神疾病
的醫療機構內，
我們需要更完善
的安全設備與
保護措施。

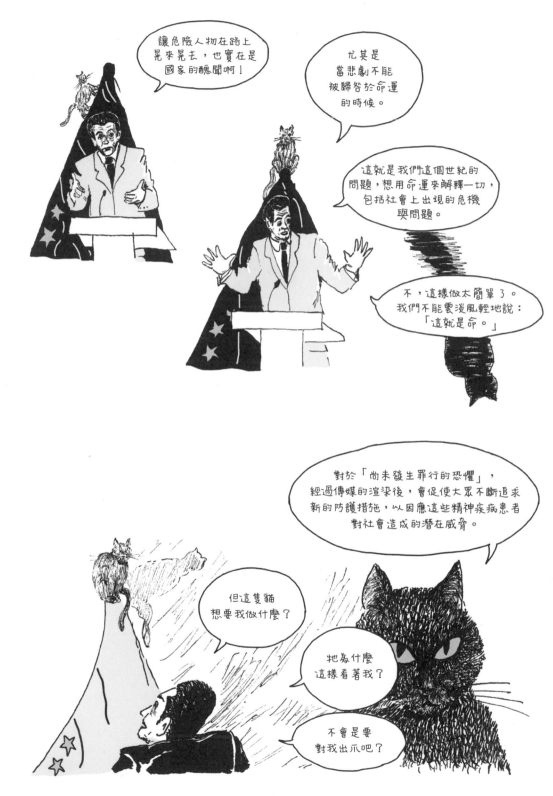

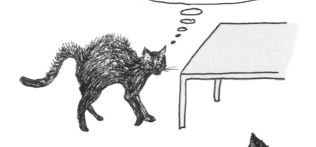

社會防衛機制被重新啟動，
而精神科醫師們再度被要求管控這些
一般歸類為「高風險」的群體。

社會大眾不再包容那些被認為
「隨時隨地都可能發生」的暴力風險。
這種群眾恐懼的復甦，是向新自由主義靠攏的一種
思想演進，其中心思維是要以刑罰來回應所有觸犯法律的
行為（與將人民健康和教育等議題，放在首要位置的
社會福利思想相反）。

附註：
貓咪西格蒙德引用
的是 2011 年 3 月
法國高等健康管理局
對於精神疾病社會危險
的報告。

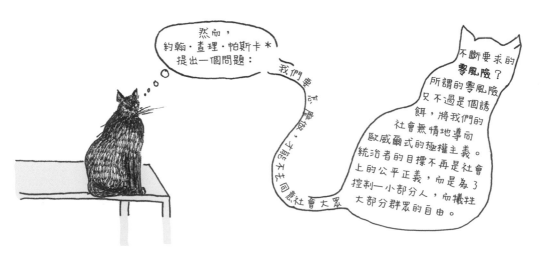

然而，
約翰·查理·帕斯卡 *
提出一個問題：

我們要求零風險，才能不去同意社會大眾

不斷要求的
零風險？
所謂的零風險
只不過是個誘
餌，將我們的
社會無情地導向
歐威爾式的極權主義。
統治者的目標不再是社會
上的公平正義，而是為了
控制一小部分人，而犧牲
大部分群眾的自由。

* 約翰·查理·帕斯卡是位精神科醫師，
曾任法國精神醫學協會主席。

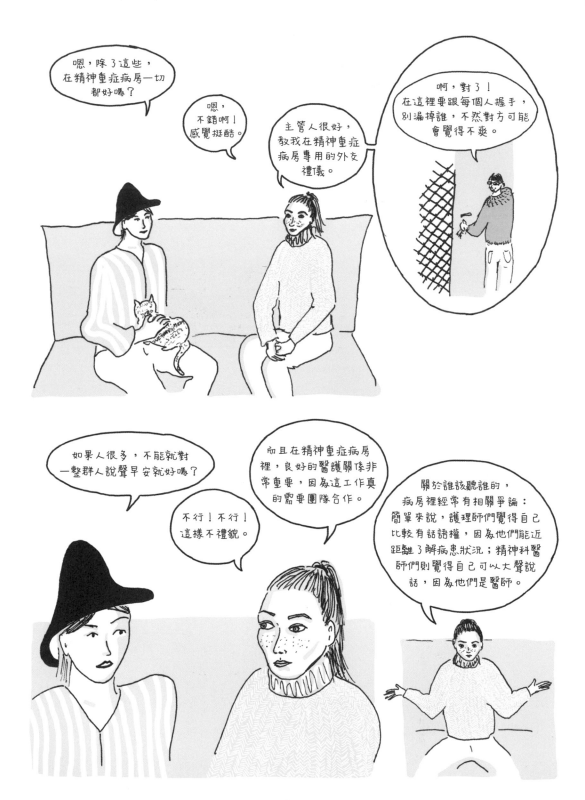

當兩邊真的無法彼此同意，精神科醫師有最終決定權，此時如果醫護之間的關係良好，事情會比較容易一些。

而對我們這些實習醫師來說，護理師們經常可以救我們一命。有經驗的護理師比我們還懂得精神醫學呢···

如果我跟每個人握手，這對所有人及組織整體都有好處。

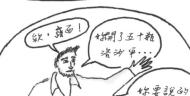

欸，碧西！

妳開了五十瓶洛沙平···

妳要說的應該是五十滴吧？

握手代表我們隸屬同一團隊。

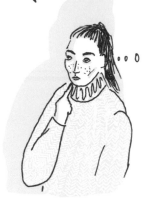

遊戲開始

這可以鞏固大家的關係，並且弭平曾經的不快。

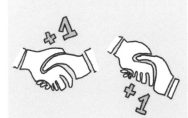

+1 +1

打招呼時，最好還可以加上對方的名字。

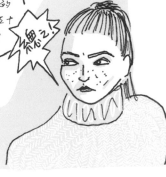

哈囉大衛

+100

不過有時會起反效果。

不，我叫傑宏

-1000

所以啦，我把所有人名編成一套記憶法。

好個精明的外交官！

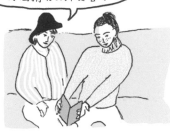

遊戲結束

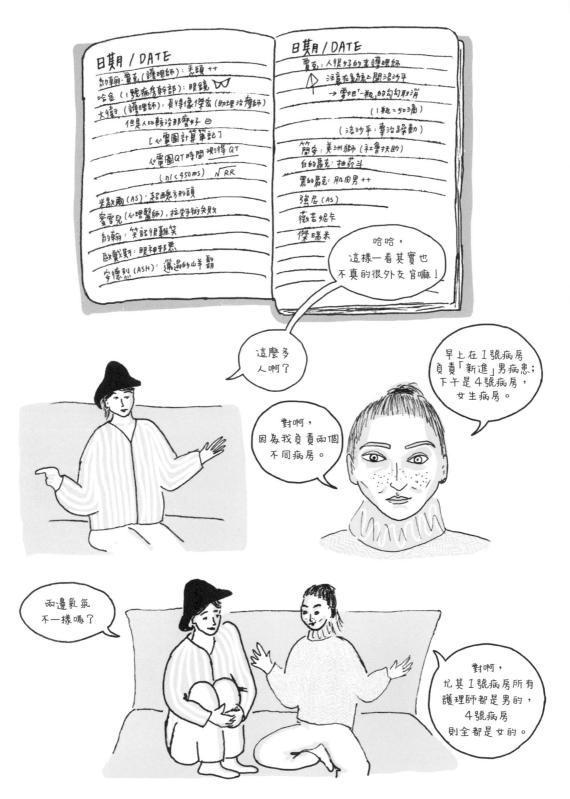

34

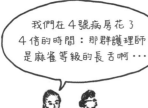

我們在4號病房花了
4倍的時間：那群護理師
是麻雀等級的長舌啊⋯

她們說了所有不在場者的壞話。
每一個人喔！不管是病患還是治療師！

她們可是在每人背上都敲了一回糖！＊

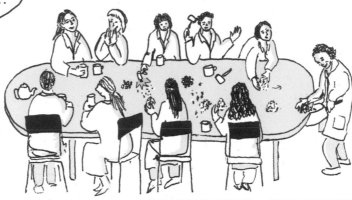

＊法語「在別人背上把糖敲碎」，指的是「在別人背後說壞話」。

我們超想跟她們說：

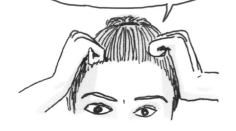

並不是因為一群女人聚在一起，
就代表可以一邊喝茶、一邊八卦！

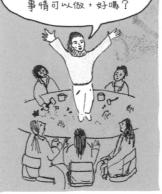

除了把糖敲碎
跟做蛋糕之外，還有其他
事情可以做，好嗎？

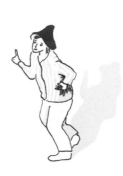

妳跟她們
說啦？

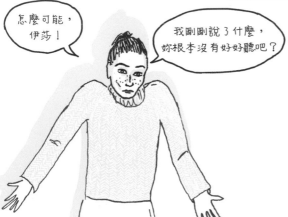

怎麼可能，
伊莎！

我剛剛說了什麼，
妳根本沒有好好聽吧？

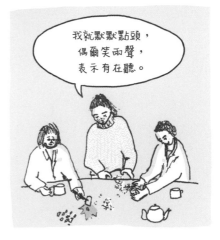

我就默默點頭，
偶爾笑兩聲，
表示有在聽。

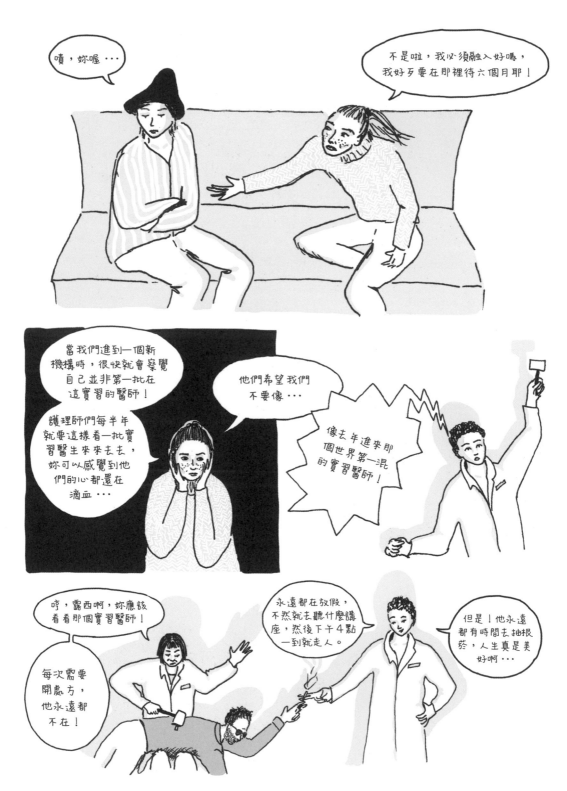

36

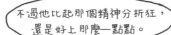

不過他比起那個精神分析狂，
還是好上那麼一點點。

那個取消所有
病患的處方藥，
只為了跟他們聊聊
童年的實習醫師！

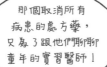

哎呀！

那是因為到時候，
要處理病患停藥後躁
鬱現象的人不是他！

就像那個竟然給病患
開書單，想藉此取代
抗憂鬱藥的那個
傢伙⋯

絕對不可以讀叔本華，
他超級致鬱的。如果您正處
於焦慮之中，也避免閱讀現
正流行的存在主義浪潮⋯

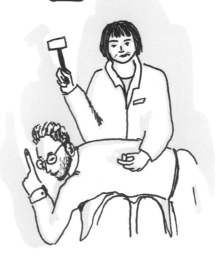

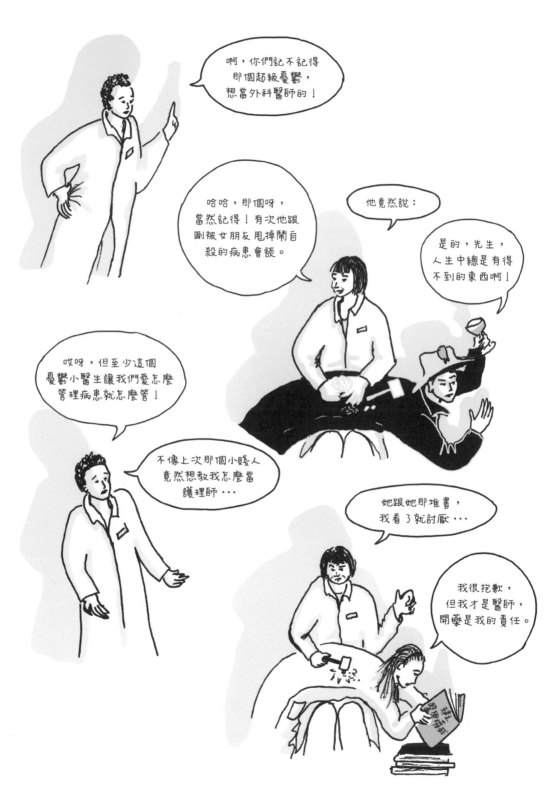

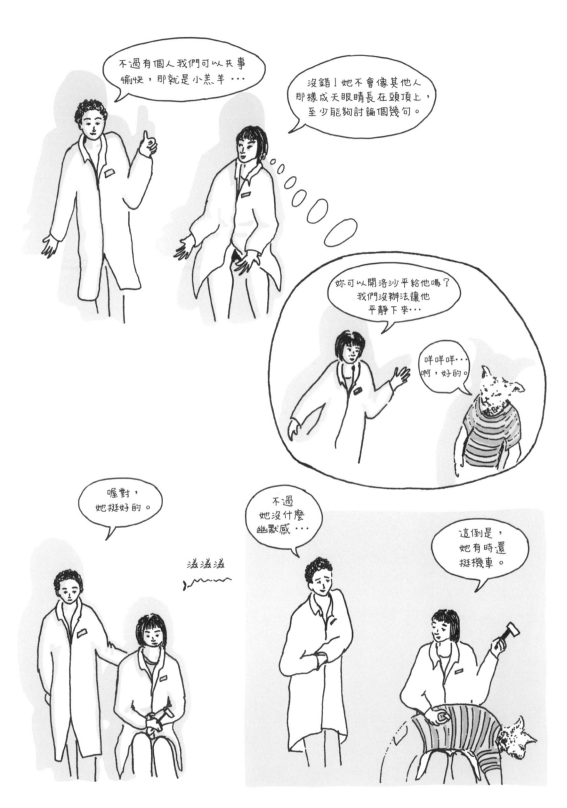

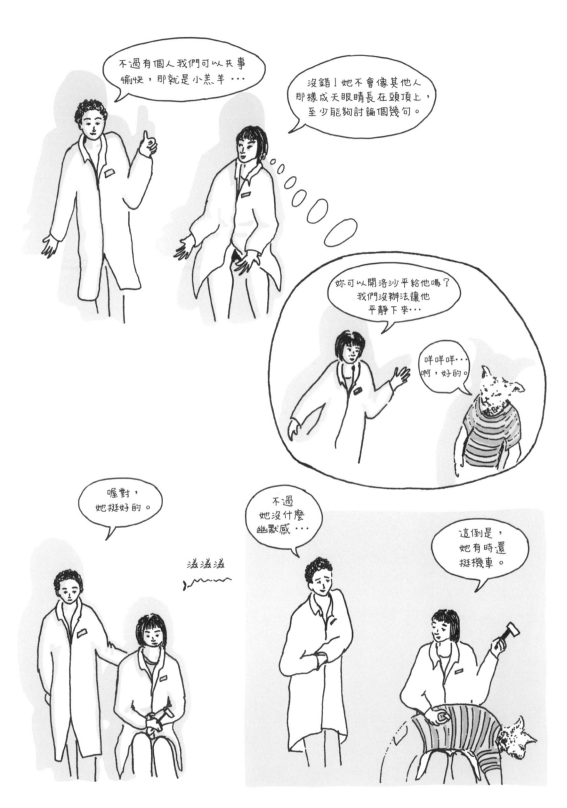

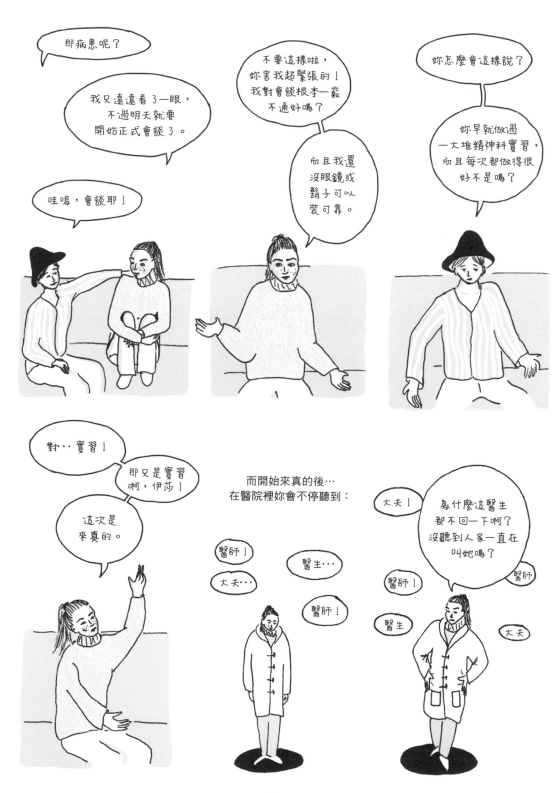

不過有個人我們可以共事愉快，那就是小羔羊・・・
沒錯！她不會像其他人那樣成天眼睛長在頭頂上，至少能夠討論個幾句。
妳可以開洛沙平給他嗎？我們沒辦法讓他平靜下來・・・
咩咩咩・・・啊，好的。
喔對，她挺好的。
滋滋滋
不過她沒什麼幽默感・・・
這倒是，她有時還挺機車。

40

然後妳回過頭去…　　　　　在妳背後…　　　　　那裡：

醫生！　醫生

醫師…

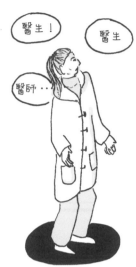

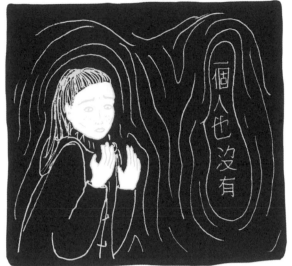

一個人也沒有

喔不！
那邊醫生、
醫生叫的，
是叫我嗎？

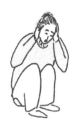

哈哈哈，
這倒是真的，
大家現在會開始
叫妳醫師啦！

而且雖然每個人都喊
我們「醫師」，但其實我
們要通過論文答辯才算真
的拿到執照好嗎！

所以我根本不知道
怎麼向病患介紹自己。

是啊，
太可怕了！

嗯…那其他
實習醫師怎麼做？

他們就說：
「你好，我是X醫師，
在這擔任實習醫師。」

那跟著照做
就好啦！

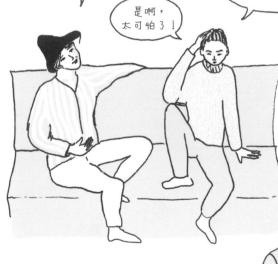

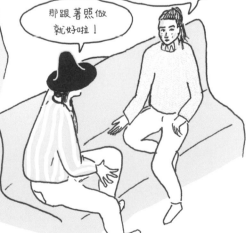

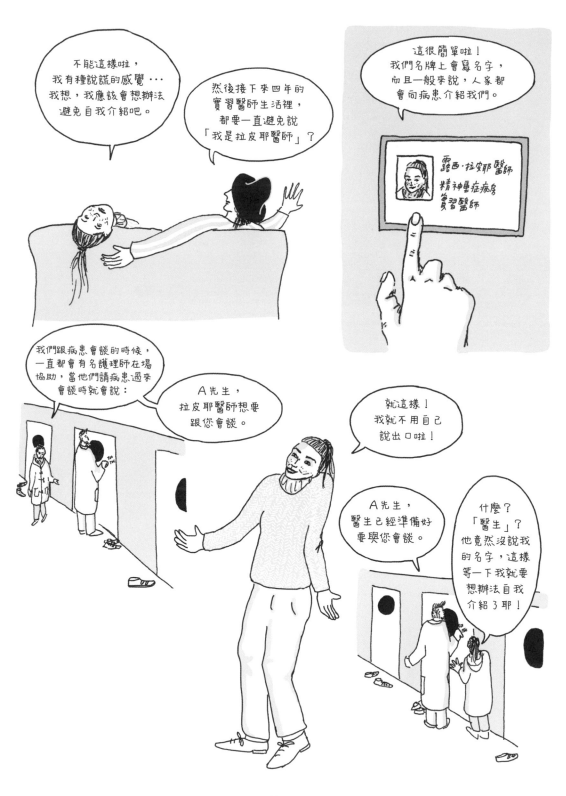

42

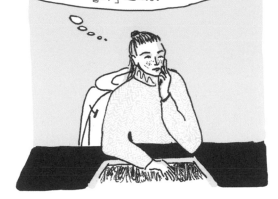

嗯⋯要不然我就說「露西・拉皮耶，在這裡實習。」這樣就可以避開「醫師」這個詞。

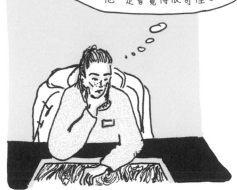

等等，不行，病患從來沒聽過實習醫師這樣自我介紹，他一定會覺得很奇怪。

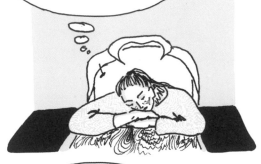

他會覺得我是半吊子，然後就不把我放在眼裡。我不想這樣啊，我已經沒有鬍子也沒有眼鏡可以拿來用了。

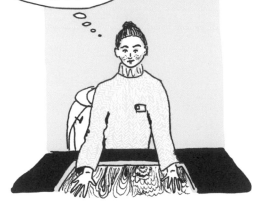

要不然⋯
我來玩一下精神分析好了！

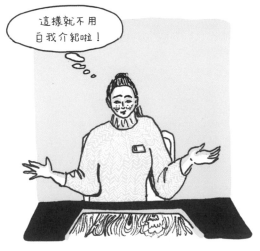

我就一句話都不要說，然後在一陣子大眼瞪小眼的沉默之後突然開口：

所以呢？

這樣就不用自我介紹啦！

43

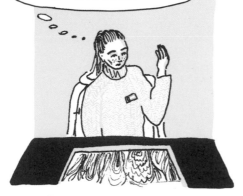

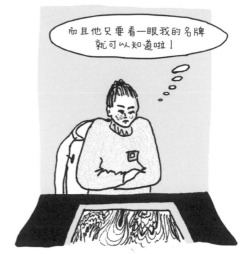

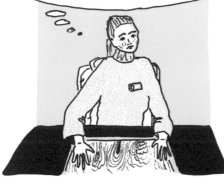

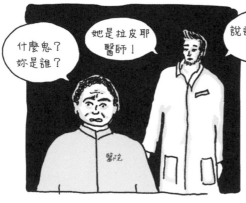

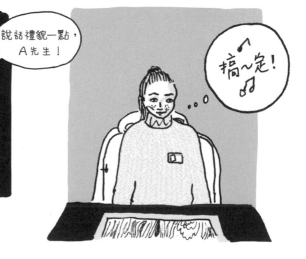

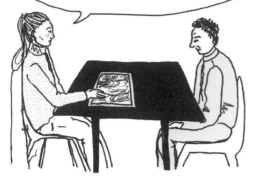

好啦，A先生，我看過您的病歷了，但是我還沒有聽您自己講述住院的原因。可以多告訴我一些關於您的事情嗎？

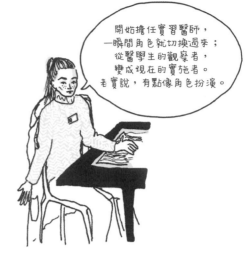

開始擔任實習醫師，一瞬間角色就切換過來；從醫學生的觀察者，變成現在的實施者。老實說，有點像角色扮演。

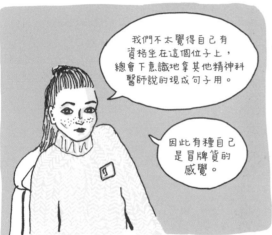

我們不太覺得自己有資格坐在這個位子上，總會下意識地拿其他精神科醫師說的現成句子用。

因此有種自己是冒牌貨的感覺。

也正是因為這樣，這話我實在說不出口：

我是拉皮耶醫師。

我是星際大公爵。

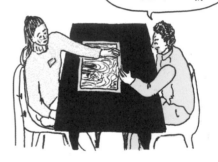

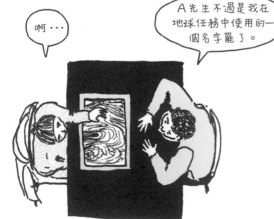

啊⋯

A先生不過是我在地球任務中使用的一個名字罷了。

跟這些還處在妄想幻覺狀態的病人，進行我初次的病患會談，其實是件挺令人放鬆的事。

我只是在扮演A先生。

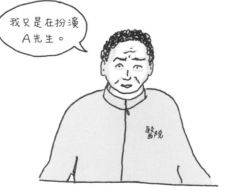

於是，我們好像不管說什麼都不會顯得太奇怪。

所以，我們可以這麼說：

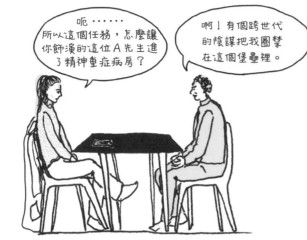

呃……
所以這個任務，怎麼讓你飾演的這位A先生進了精神重症病房？

啊！有個跨世代的陰謀把我圈禁在這個堡壘裡。

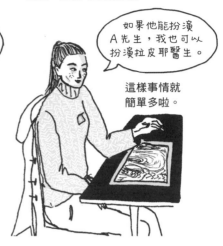

如果他能扮演A先生，我也可以扮演拉皮耶醫生。

這樣事情就簡單多啦。

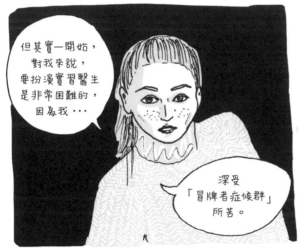

但其實一開始，對我來說，要扮演實習醫生是非常困難的，因為我…

深受「冒牌者症候群」所苦。

這個症候群…

正好與A先生得到的精神疾病完全相反。

他相信自己是另外一個人

而我不相信我其實是我自己

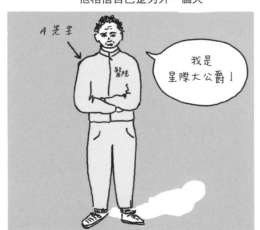

A先生

我是星際大公爵！

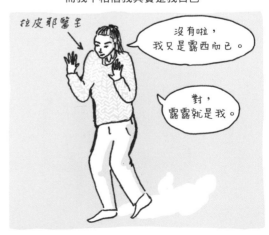

拉皮耶醫生

沒有啦，我只是露西而已。

對，露露就是我。

46

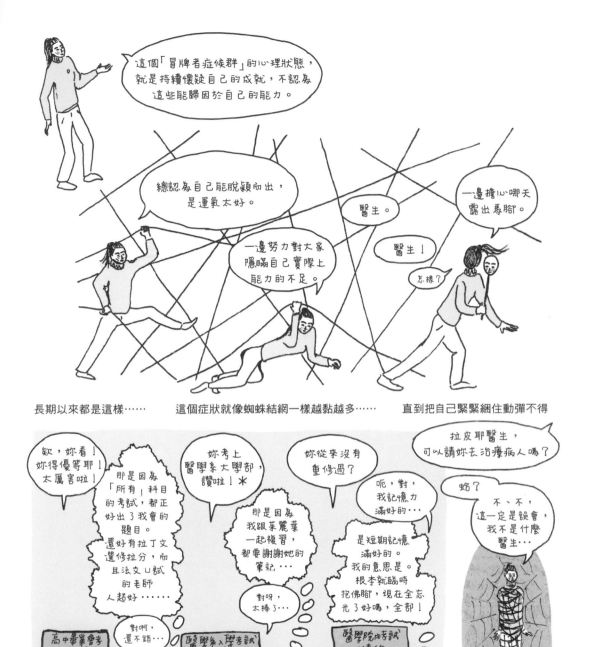

這個「冒牌者症候群」的心理狀態，就是持續懷疑自己的成就，不認為這些能歸因於自己的能力。

總認為自己能脫穎而出，是運氣太好。

醫生。

醫生！

一邊擔心哪天露出馬腳。

怎樣？

一邊努力對大家隱瞞自己實際上能力的不足。

長期以來都是這樣⋯⋯

這個症狀就像蜘蛛結網一樣越黏越多⋯⋯

直到把自己緊緊綑住動彈不得

欸，妳看！妳得優等耶！太厲害啦！

那是因為「所有」科目的考試，都正好出了我會的題目。還好有拉丁文選修拉分，而且法文口試的老師人超好⋯⋯

妳考上醫學系大學部，讚啦！※

那是因為我跟萊麗葉一起複習，都要謝謝她的筆記⋯⋯

妳從來沒有重修過？

呃，對，我記憶力滿好的⋯

是短期記憶滿好的。我的意思是。根本就臨時把佛腳，現在全忘光了好嗎，全部！

拉皮耶醫生，可以請妳去治療病人嗎？

蛤？

不、不，這一定是誤會，我不是什麼醫生⋯

對呀，還不錯⋯

對呀，太棒了⋯

高中畢業會考放榜

醫學系入學考試放榜

醫學院大考試成績公告

你們一定會嘲笑我的⋯

我今天的成就其實只是一系列的巧合啊！

＊法國醫學系考試有兩種：直接入學大學部；成績稍差的人要先念過一個相關學位才可以報考醫學系。

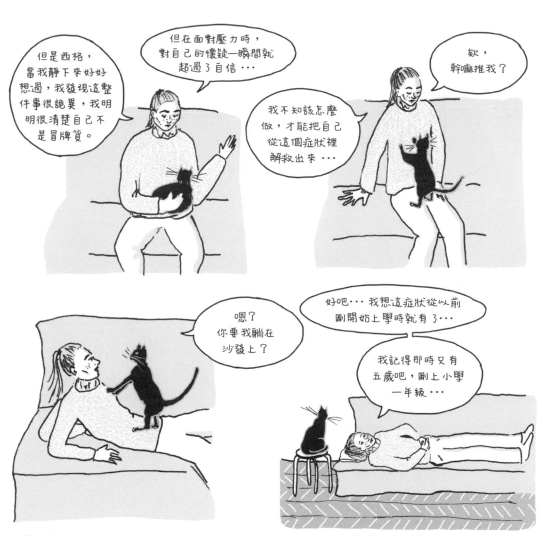

但是西格，當我靜下來好好想過，我發現這整件事很詭異，我明明很清楚自己不是冒牌貨。

但在面對壓力時，對自己的懷疑一瞬間就超過了自信…

我不知該怎麼做，才能把自己從這個症狀裡解救出來…

欸，幹嘛推我？

嗯？你要我躺在沙發上？

好吧…我想這症狀從以前剛開始上學時就有了…

我記得那時只有五歲吧，剛上小學一年級…

伊莎跟我睡同一間房，但早上常常是我比她先醒來。

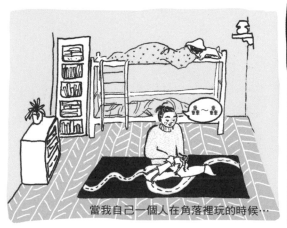

當我自己一個人在角落裡玩的時候…

…一股巨大的不安突然向我襲來！

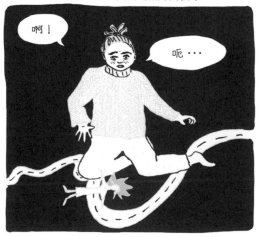

啊！

呃…

那就像是在噩夢裡一樣，
當我們發現事情不太對勁時已經太遲了。

我怎麼會連作業這麼重要的事情
都可以忘記？

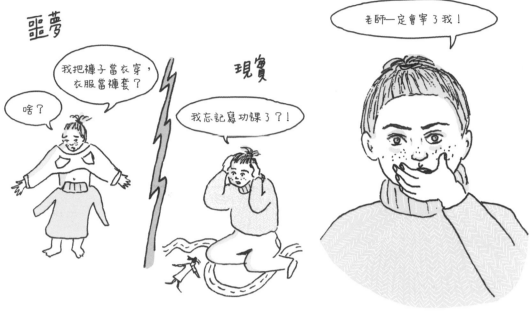

我把褲子當衣穿，
衣服當褲套？

啥？

噩夢

現實

我忘記寫功課了？！

老師一定會宰了我！

小學一年級的老師，鼻子上長了一顆疣，
我當時其實不太確定她到底是不是巫婆。

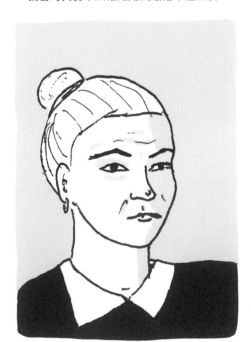

她常常用一種很恐怖的語氣，
說出一些莫名其妙的話。

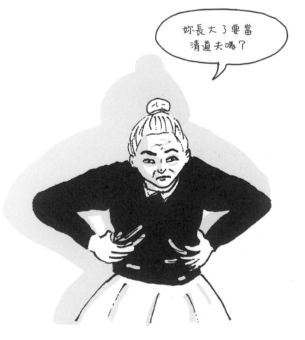

妳長大了要當
清道夫嗎？

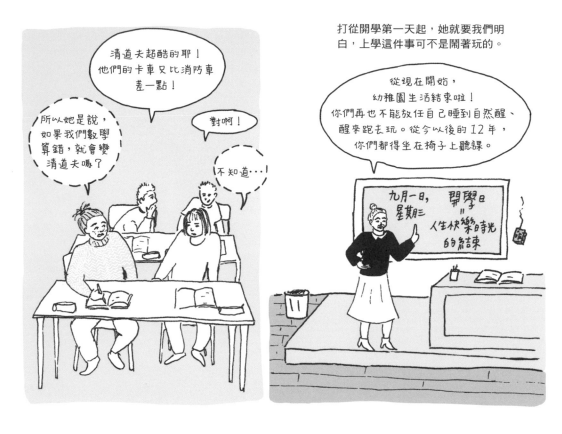

打從開學第一天起，她就要我們明白，上學這件事可不是鬧著玩的。

老師說過的這些可怕話語浮現在我腦海裡，我忍不住瘋狂尋找隔天要交的作業：一張寫滿全班同學名字的紙

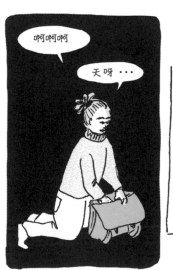

這份作業是閱讀練習加上性別歧視的混合體：我們必須把女生的名字用粉紅色的筆圈出來，男生的則用藍色。

當時學年才剛剛開始，我還不太認得字。

我的經驗告訴我，
該找個大人跟我一起做這份作業。

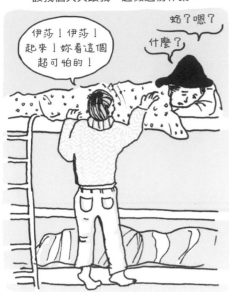

伊莎！伊莎！
起來！妳看這個
超可怕的！

蛞？嗯？

什麼？

但是那時候，我心裡默默覺得找會認字的姊姊幫忙，
是種作弊的行為。

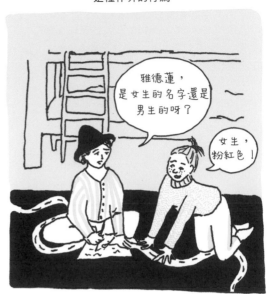

雅德蓮，
是女生的名字還是
男生的呀？

女生，
粉紅色！

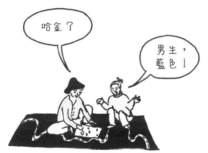

哈金？

男生，
藍色！

然後當老師在課堂上稱讚我時，
我當下超級心虛的：

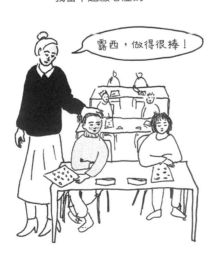

露西，做得很棒！

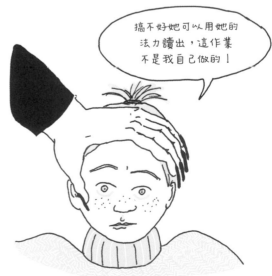

搞不好她可以用她的
法力讀出，這作業
不是我自己做的！

51

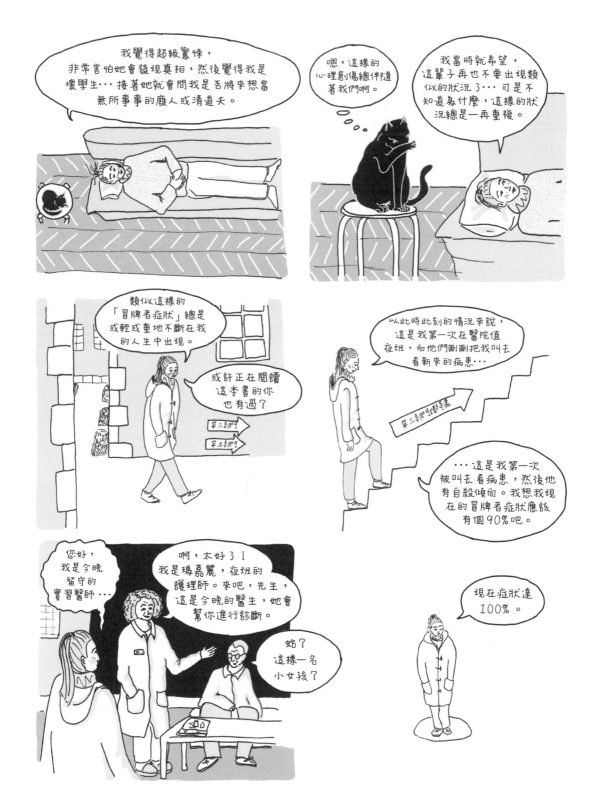

令人慶幸的是，這種討厭的感覺會隨著會談進行慢慢消失。當我讓自己沉浸在病患的故事裡，我身上的冒牌者症狀就慢慢不見，對自己的信心也隨之而來。

會談結束後，我用一種既放鬆又自豪的心情，撰寫著對病患的觀察紀錄。

富有同理心地去傾聽、
懂得如何安撫病患、
對病患的情緒表達我的認同...
我身上沉睡的小羔羊特質此刻甦醒了！

. . . .

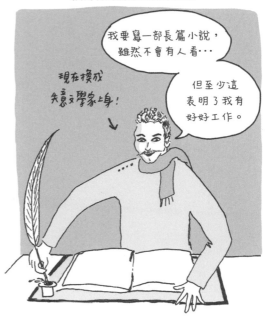

我要寫一部長篇小說，雖然不會有人看···

現在換成
失意文學家上身！

但至少這表明了我有好好工作。

就在這個時刻，
一件令我無地自容的事發生了。

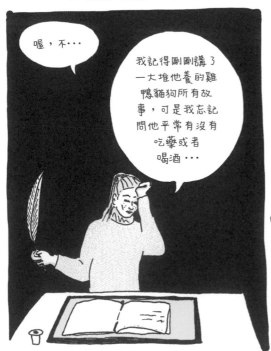

喔，不···

我記得剛剛講了一大堆他養的雞鴨貓狗所有故事，可是我忘記問他平常有沒有吃藥或者喝酒···

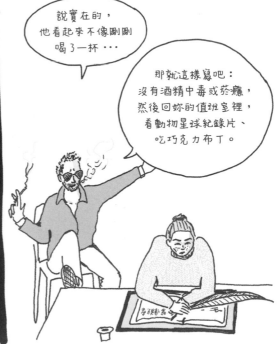

說實在的，他看起來不像剛剛喝了一杯···

那就這樣寫吧：沒有酒精中毒或菸癮，然後回妳的值班室裡，看動物星球紀錄片、吃巧克力布丁。

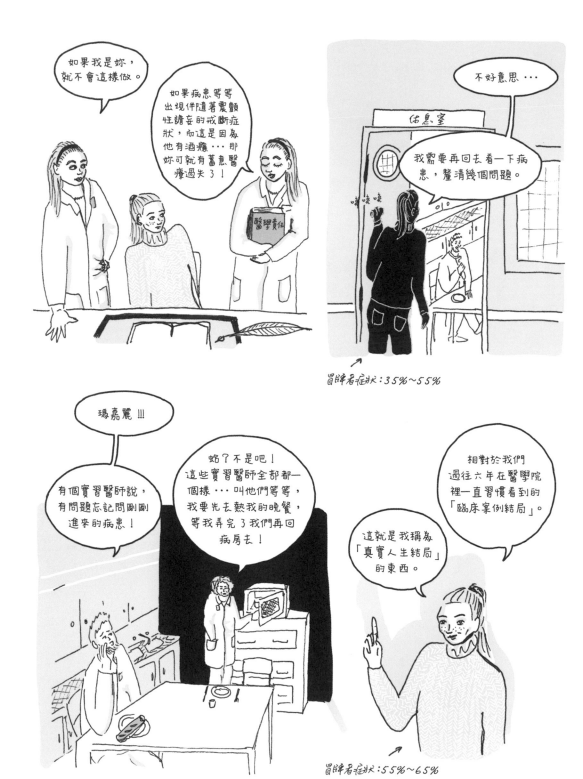

冒牌者症狀：35%～55%

冒牌者症狀：55%～65%

在此之前，我們所面對的病患都只是「臨床案例」。我們在一張紙上替他們治療，
在這種情況下，我們只在乎關鍵字、每題拿到的分數與最後的總成績。

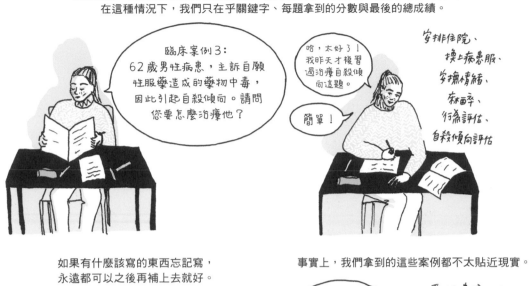

如果有什麼該寫的東西忘記寫，
永遠都可以之後再補上去就好。

事實上，我們拿到的這些案例都不太貼近現實。

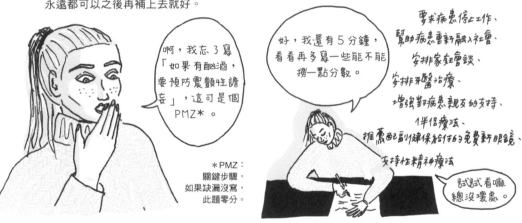

寧可多寫也不要少寫

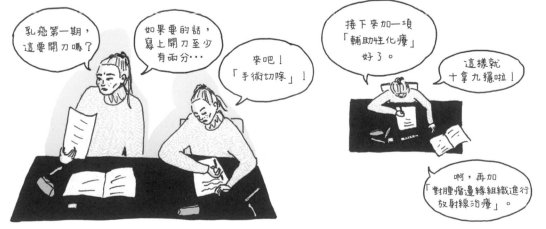

但是，在真實生活中…

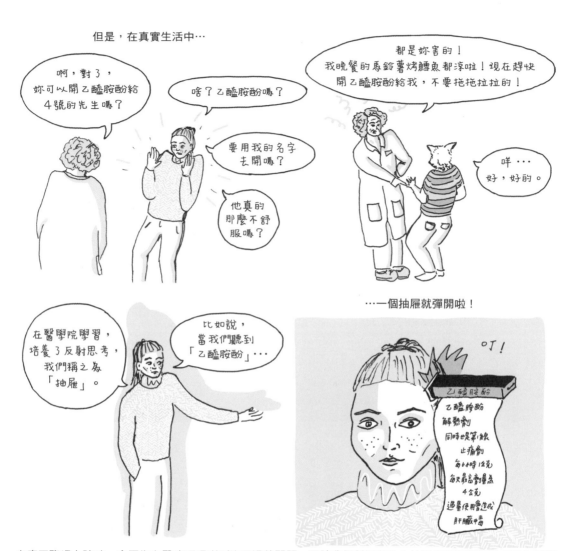

啊，對了，你可以開乙醯胺酚給4號的先生嗎？

啥？乙醯胺酚嗎？

要用我的名字去開嗎？

他真的那麼不舒服嗎？

都是妳害的！我晚餐的馬鈴薯烤鱈魚都涼啦！現在趕快開乙醯胺酚給我，不要拖拖拉拉的！

咩…好，好的。

在醫學院學習，培養了反射思考，我們稱之為「抽屜」。

比如說，當我們聽到「乙醯胺酚」…

…一個抽屜就彈開啦！

叮！

乙醯胺酚
解熱劑
同時喉嚨痛線
止痛劑
每6小時1次
每天最高劑量為4公克
過量使用會造成肝臟中毒

在真正臨場上陣時，會因為在醫療現場碰到沒遇過的問題，而讓我們對這些收在抽屜裡的反射性思考產生懷疑。

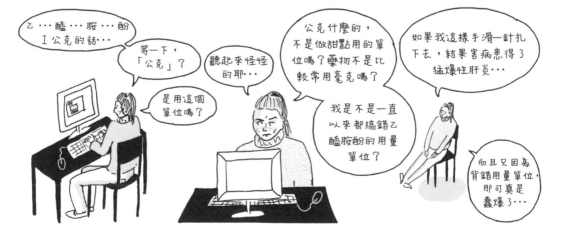

乙…醯…胺…酚1公克的話…

等一下，「公克」？

聽起來怪怪的耶…

是用這個單位嗎？

公克什麼的，不是做甜點用的單位嗎？藥物不是比較常用毫克嗎？

我是不是一直以來都搞錯乙醯胺酚的用量單位？

如果我這樣手滑一針扎下去，結果害病患得了猛爆性肝炎…

而且只因為背錯用量單位，那可真是蠢爆了…

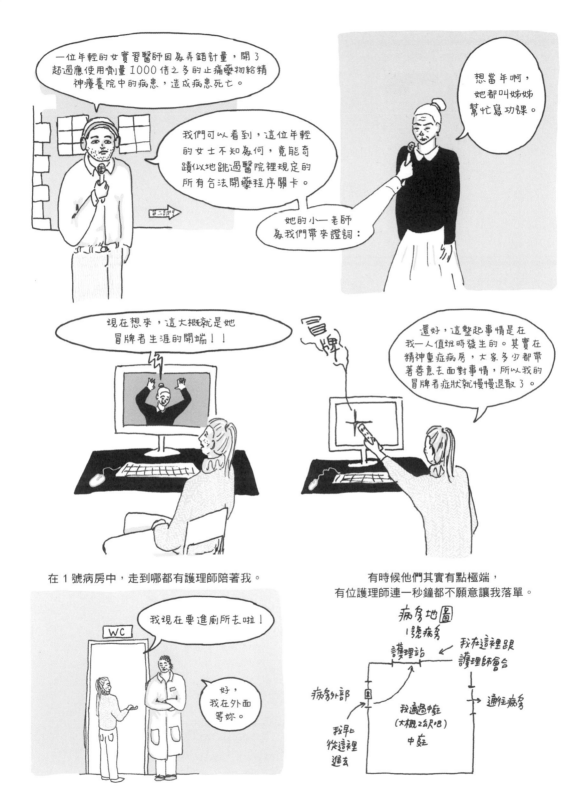

一位年輕的女實習醫師因為弄錯計量,開了超過應使用劑量 1000 倍之多的止痛藥物給精神療養院中的病患,造成病患死亡。

我們可以看到,這位年輕的女士不知為何,竟能奇蹟似地跳過醫院裡規定的所有合法開藥程序關卡。

她的小一老師為我們帶來證詞:

想當年啊,她都叫姊姊幫忙寫功課。

現在想來,這大概就是她冒牌者生涯的開端!!

冒牌

還好,這整起事情是在我一人值班時發生的。其實在精神重症病房,大家多少都帶著善意去面對事情,所以我的冒牌者症狀就慢慢退散了。

在 1 號病房中,走到哪都有護理師陪著我。

WC

我現在要進廁所去啦!

好,我在外面等妳。

有時候他們其實有點極端,有位護理師連一秒鐘都不願意讓我落單。

病房地圖
1號病房
護理站
我在這裡跟護理師會合
病房外部
通往病房
我遍過帳(大概2呎吧)中庭
我早上從這裡進去

57

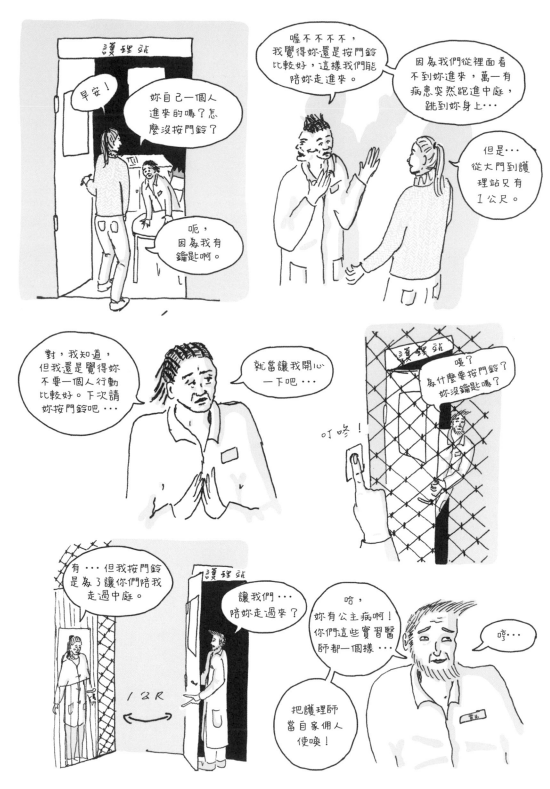

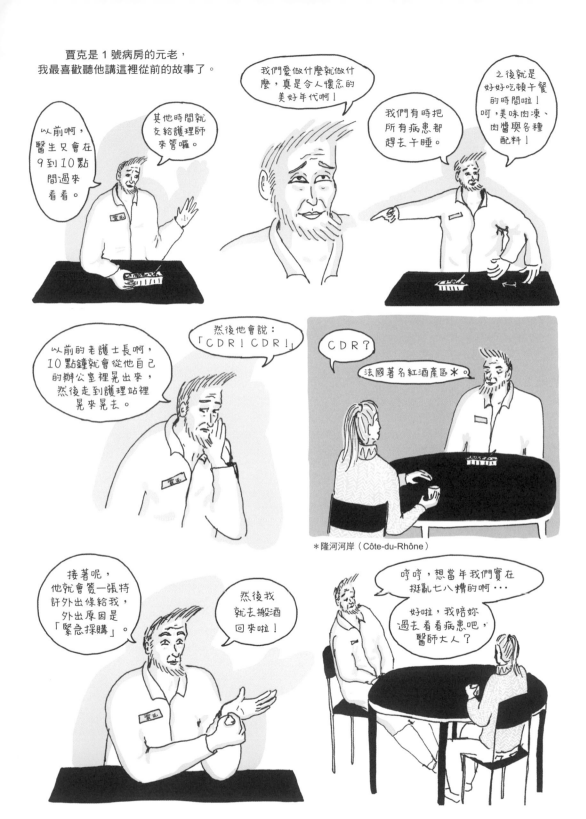

賈克可是媳婦熬成婆過來的，
早就嗅出我的冒牌者症候群，所以從來不叫我露西。

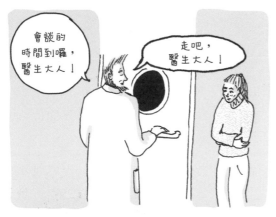

我們每週都會跟所有病患一對一會談，
追蹤他們妄想症的病況發展。如果他們會開始
嫌東嫌西的，就表示治療有效了。

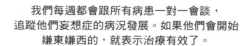
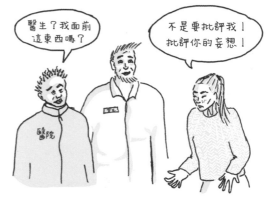

比如說，如果他能開始意識到自己聽見的聲音
或許是種幻覺，那麼我們就會調整用藥，
尋找一種比較溫和但可以繼續有效治療
妄想症的藥物。

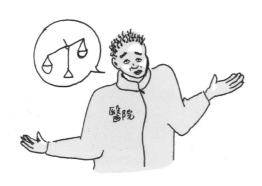

要評估一個人是否已經從妄想狀況中脫離，
我們必須對他平常相信什麼
有足夠清楚的認知。
（也就是他的基礎精神狀態，而非妄想狀態下的狀態）

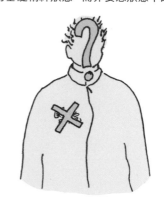

而基礎精神狀態的內容因人而異，
也因病患的文化、宗教、教育環境等等有所不同⋯

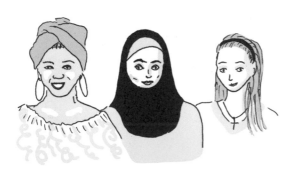

比如說，從安地列斯群島來的病患通常會
相信「咖柏哇」，那是一種所謂的黑魔法
（就是像大溪地巫毒的一種東西）。

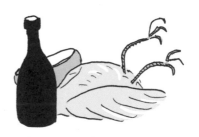

如果一名從安地列斯群島來的病患跟醫師談起他曾經實施咖柏哇的經歷，我們不能因此斷定他處於妄想狀態中，因為這是他日常信仰系統的一部份，是他的「常規狀態」。

而當某件事情是一整群人的「常規狀態」，這件事就不能再被歸類成妄想啦！這是統計學上的一種正常型。

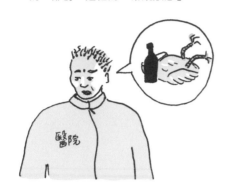

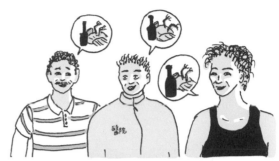

要確認某位病患的基礎精神狀態及「常規狀態」時，我們可以借助從前類似形態的病歷、診斷過此病患的精神科醫師曾給的意見、病患家屬的敘述與病患自己的說法。

但很矛盾的是，所謂「常規狀態」的概念，在精神科中似乎比在其他科別還難確立。

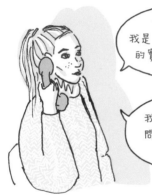

我們以一套特殊詞彙為病患的症狀命名，好讓我們可以把病患的行為做合適的醫學分類。

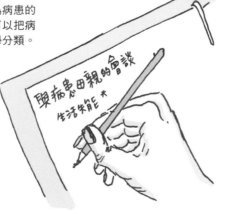

*生活衛生習慣不良

61

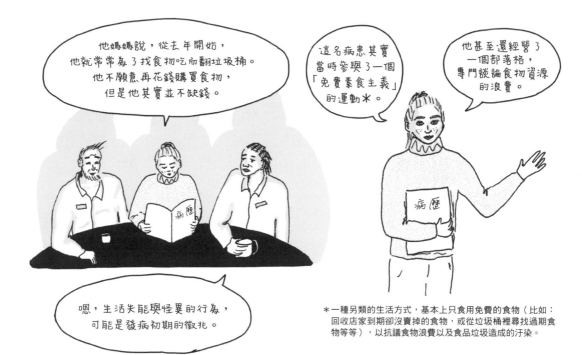

他媽媽說，從去年開始，
他就常常為了找食物吃而翻垃圾桶。
他不願意再花錢購買食物，
但是他其實並不缺錢。

這名病患其實
當時參與了一個
「免費素食主義」
的運動＊。

他甚至還經營了
一個部落格，
專門談論食物資源
的浪費。

嗯，生活失能與怪異的行為，
可能是發病初期的徵兆。

＊一種另類的生活方式，基本上只食用免費的食物（比如：
回收店家到期卻沒賣掉的食物，或從垃圾桶裡尋找過期食
物等等），以抗議食物浪費以及食品垃圾造成的汙染。

如果你跑到巴黎東區開間「免費素食主義餐廳」，
一定會吸引到當地所有文青，
然後在《糖果》雜誌＊上被評選為跟得上時代、
對環境負責的飲食空間。

但是如果你身處精神科診間，
而且在進行是否患有思覺失調症的診斷時，
大談特談那些因支持免費素食主義做出的行為，
你的病歷可就有豐富的資料來源了。

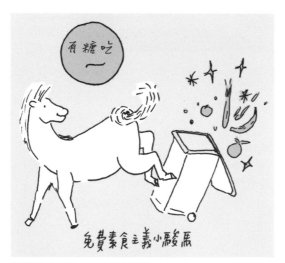

「超棒的創辦精神」——巴黎出遊網.com

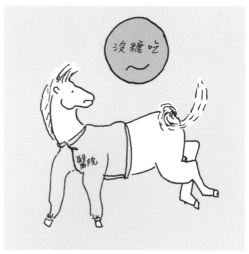

「亂翻垃圾桶的傢伙被送進精神科診斷」——哎呀你瞧網.com

＊《糖果》雜誌（Le Bonbon）談論法國都市文化、推薦大城市裡的好去處與文化活動。

有時我真懷疑，如果讓伊莎去進行精神科會談，別人會怎麼診斷她。

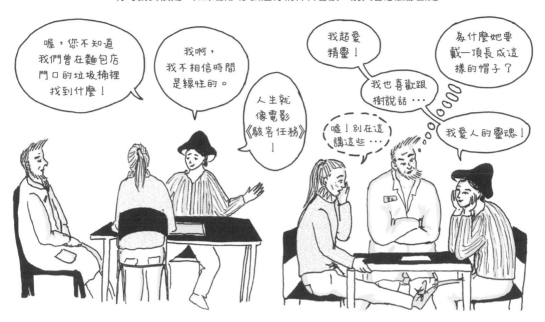

或者，如果他們知道我心裡在想什麼…

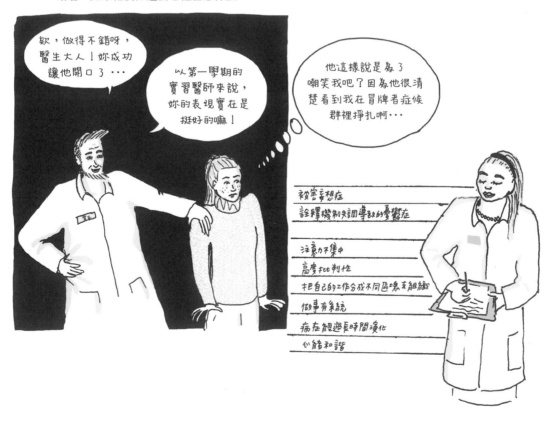

大衛・羅森漢是位美國心理學家，
他因為 1973 年在《科學》* 期刊上發表一篇名為
〈在不正常環境保持正常〉的論文而聲名大噪。

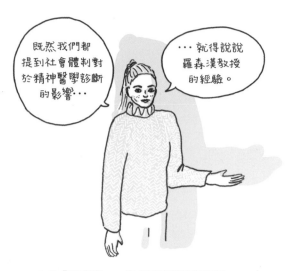

既然我們都提到社會體制對於精神醫學診斷的影響…

…就得說說羅森漢教授的經驗。

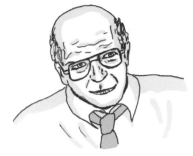

* 《科學》是本學術地位非常崇高的科學期刊，
他們在取名時顯然沒怎麼傷腦筋。

8 名「假病患」，包括羅森漢教授自己，
被判定患有精神疾病，
分別入住幾間美國的不同精神醫學機構。

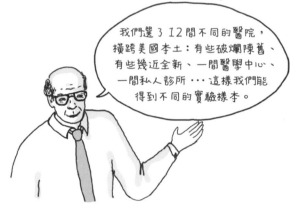

我們選了 12 間不同的醫院，
橫跨美國本土：有些破爛陳舊、
有些幾近全新、一間醫學中心、
一間私人診所…這樣我們能
得到不同的實驗樣本。

每名假病患都在申請入院時，
敘述聽到一個聲音對他們說：

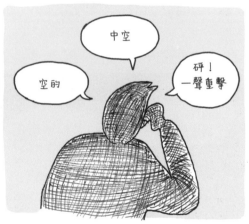

中空

空的

砰！
一聲重擊

除了幻聽，假病患們沒有任何病理上的不正常。
他們對治療師敘述自己的真實人生，
並且在此之前沒有任何精神病史。

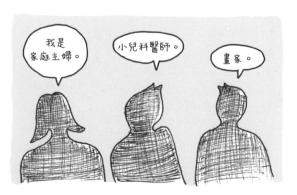

我是
家庭主婦。

小兒科醫師。

畫家。

入住精神病房之後，
他們就向院方表示不再有幻聽的現象了。

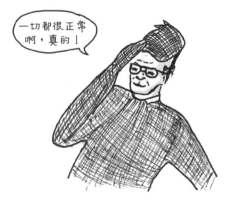

一切都很正常
啊，真的！

他們表現出順從、合作的態度,也接受藥物治療(但是偷偷丟掉)。他們會跟其他病患聊,也跟醫院工作人員談天,並且很顯眼地一邊聊一邊做筆記。

這些假病患們在精神醫學機構裡平均待了 19 天(從 7 天到 52 天都有)。他們全部都被判定患有思覺失調,因此需要入院治療(除了那間私人診所判定病患為躁鬱症)。而他們出院時,全都還伴隨著「暫時減緩的思覺失調」這樣的診斷。

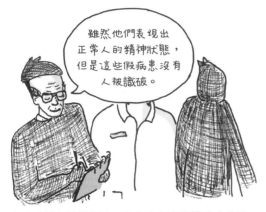

雖然他們表現出正常的精神狀態,但是這些假病患沒有人被識破。

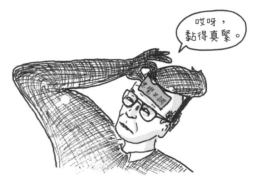

哎呀,黏得真緊。

在實驗進行的過程中,沒有任何專業醫療人員曾懷疑入院時的診斷,反而是跟假病患在同間院所裡的其他 118 名病患中,有 35 人對假病患說:

這個首次實驗的結果在精神醫學界掀起軒然大波。有間醫學中心的精神科醫師們忍不住誇下海口,宣稱他們的機構絕不會犯這樣的錯誤。

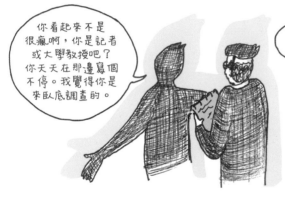

你看起來不是很瘋啊,你是記者或大學教授吧?你天天在那邊寫個不停。我覺得你是來臥底調查的。

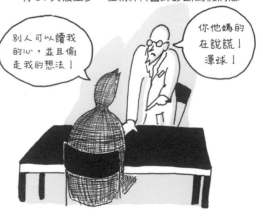

你做那什麼鬼實驗!我們明明治療得好好的!

好吧!我們來實驗!

接下來的 3 個月裡,我會送假病患到你們醫院去。

這些接受挑戰的醫師們,必須在 1 ～ 10 分中勾選面前這名可能是假病患的機率。

在他們收到的 193 名病患中,有 51 人被至少一位精神科醫師診斷為假病患。

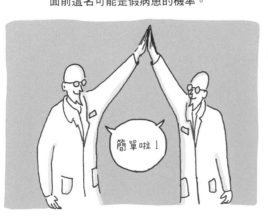

簡單啦!

別人可以讀我的心,並且偷走我的想法!

你他媽的在說謊!渾球!

33 人被至少一位精神科醫師
懷疑是假病患。

而 19 名病患被一位精神科醫師
與一名其他工作人員懷疑是假病患。

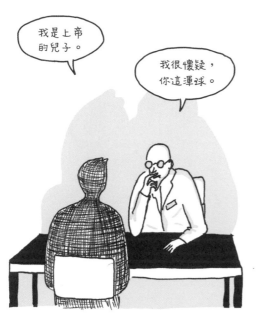

我是上帝
的兒子。

我很懷疑，
你這渾球。

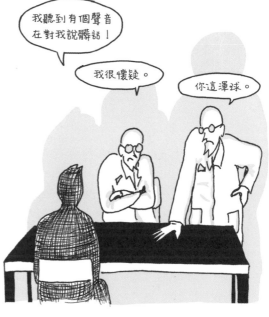

我聽到有個聲音
在對我說髒話！

我很懷疑。

你這渾球。

事實上，羅森漢教授連一名假病患都不曾送去！＊

當然，這是 1970 年代的實驗了，
不過外在情境對於精神疾病診斷的影響，
不管在任何時代都確實存在。

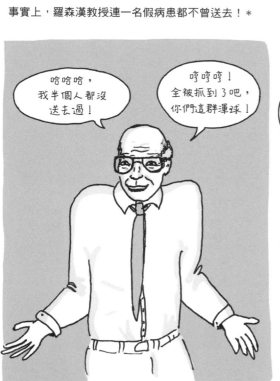

哈哈哈，
我半個人都沒
送去過！

哼哼哼！
全被抓到了吧，
你們這群渾球！

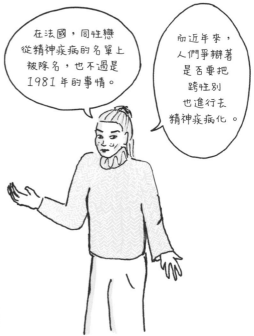

在法國，同性戀
從精神疾病的名單上
被除名，也不過是
1981 年的事情。

而近年來，
人們爭辯著
是否要把
跨性別
也進行去
精神疾病化。

＊羅森漢的研究目前出現爭議。

在米歇爾‧傅柯的《古典時代瘋狂史》一書中，說明了整個人類社會與精神疾病的關係，
在這一個世紀裡，因為宗教、道德倫理、政治甚至是經濟等許多原因而慢慢轉變了。

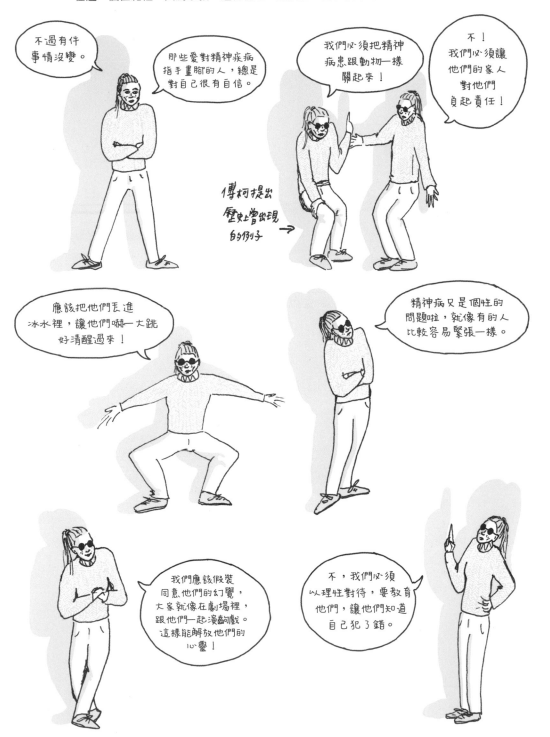

學術上的經典說法是，這些精神疾病的治療在 19 世紀開始被歸入醫學的範疇。當時那些精神病學醫師們對於被鎖在一般醫院裡的精神疾患產生了興趣，決定鬆開他們的手鐐腳鐐，集中到精神收容所裡。

我們常看到他的雕像以一種優越的姿態高高站著，一旁配上讚美的文詞。

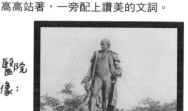

硝石庫慈善醫院
入口的雕像：

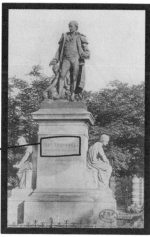

菲利普·皮內爾
精神病患的
解救者

菲利普·皮內爾被認為是「現代精神病學之父」，因為他從巴黎比塞特醫院、硝石庫慈善醫院中，把一部份的精神病患解救出來。

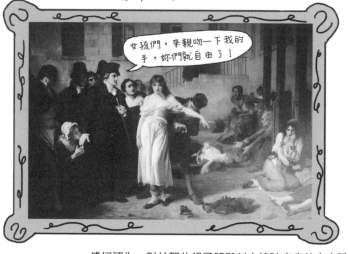

女孩們，來親吻一下我的手，妳們就自由了！

東尼·羅伯·富勒希

「皮內爾把精神失常的女孩們從鐵鏈中解救出來」

傅柯認為，對於那些想了解與判定精神疾病的人來說，是皮內爾為他們建立了我們現在所秉持的「道德性」醫療原則。

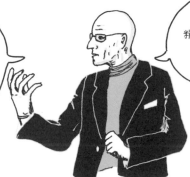

我們常相信皮內爾與圖克是以醫學知識建立起他們的收容所，但其實他們引進的不是一種科學，而是一種人格。披著科學的面具，只不過是從科學知識那裡狐假虎威地借了一點權柄，或者最多是利用科學名義，為自己尋求一點正當性。

這些權柄帶著道德社會規範的本質，建立在精神病患被視為如同「未成年」需要監護的事實之上。而此監護是因精神病患肉體的瘋癲，而非其精神的瘋癲。如果一名醫療人員能將瘋癲圍堵孤立，那並不是因為他認識了瘋癲，而是因為他掌控了瘋癲。

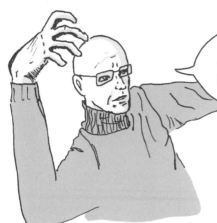

然而，這裡最關鍵的是，精神科醫師所給出的治療措施，並不是建立在對疾病的理解之上，也不是建立在一般以為「醫師們因擁有客觀知識而產生的醫療權威」之上。在收容所裡，並不如我們想像，是理性、自主、懂得科學計算的醫療人員在做主，而是智者在做主。

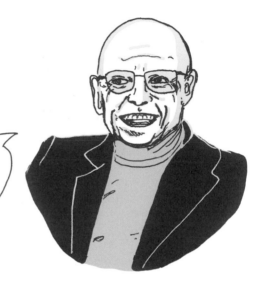

如果一位醫療專業人員被要求在場，那也只是因為司法和道德的緣故。一位具有高度意識、誠實人格，以及在收容所中有長期經驗的人，是有資格替代一名醫療人員的。

對傅柯而言，「精神醫學知識具有客觀性」的思想，就是在這個時代形成的⋯

而這個精神醫學客觀性的神話，直到今天都還存在於醫療機構中，就像攝影師約翰·羅伯特·登圖在 2015 年出版的書中所說：

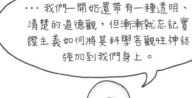

⋯我們一開始還帶有一種透明、清楚的道德觀，但漸漸就忘記實證主義如何將其科學客觀性神話強加到我們身上。

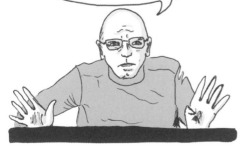

我也是，我可以用手勢說話

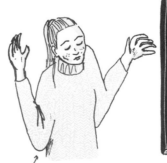

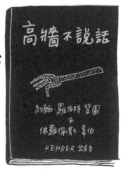

三組攝影裝置對精神醫學做出的調查。

登圖與一個社會科學家團隊（佛羅倫斯·韋伯的團隊）一起對瘋癲以及失去自主決定能力這個主題進行研究。

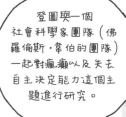

在他的第三組作品中，他探討在封閉式的精神病房裡，能允許拍攝什麼影像。

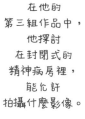

對精神科醫師來說可以拍的東西，對護理師或病患也一樣可以拍嗎？

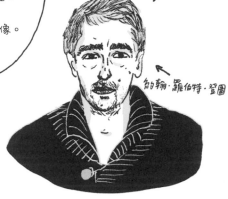

約翰·羅伯特·登圖

他描述了一段在醫院中與醫療團隊開會的故事：

我解釋自己拍過一些場景，能從病患或者治療師兩個不同角度出發。我同時希望他們可以思考一下，以他們的觀點而言，有哪些場景是他們不希望在醫療機構中被拍攝下來的。

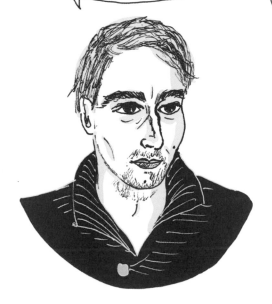

然後裡頭有位名叫路易的主治醫師打斷我：

在精神醫學中，不存在所謂的主觀觀點。

那只存在於1980年代，但在此之後科學與客觀便取而代之。

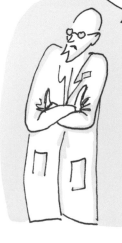

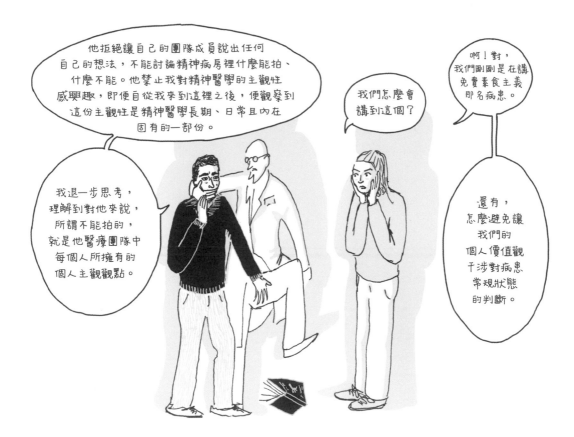

他拒絕讓自己的團隊成員說出任何自己的想法，不能討論精神病房裡什麼能拍、什麼不能。他禁止我對精神醫學的主觀性感興趣，即便自從我來到這裡之後，便觀察到這份主觀性是精神醫學長期、日常且內在固有的一部份。

我們怎麼會講到這個？

啊！對，我們剛剛是在講免費素食主義那名病患。

我退一步思考，理解到對他來說，所謂不能拍的，就是他醫療團隊中每個人所擁有的個人主觀觀點。

還有，怎麼避免讓我們的個人價值觀干涉對病患常規狀態的判斷。

這同時也能讓我們知道病患出生時的狀況、怎麼度過童年，好讓我們能找到問題的源頭。

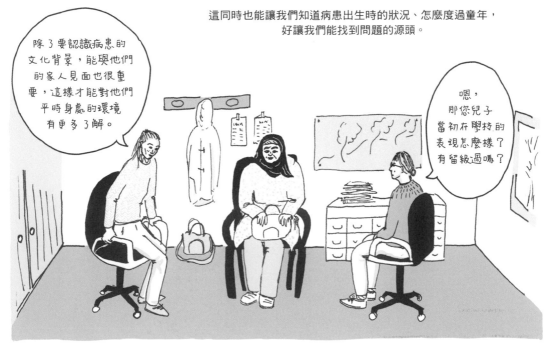

除了要認識病患的文化背景，能與他們的家人見面也很重要，這樣才能對他們平時身處的環境有更多了解。

嗯，那您兒子當初在學校的表現怎麼樣？有留級過嗎？

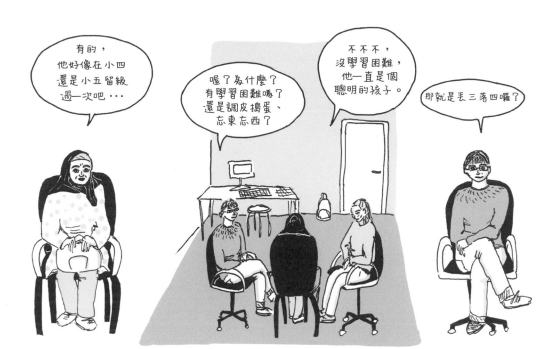

有的，
他好像在小四
還是小五留級
過一次吧…

喔？為什麼？
有學習困難嗎？
還是調皮搗蛋、
忘東忘西？

不不不，
沒學習困難，
他一直是個
聰明的孩子。

那就是丟三落四囉？

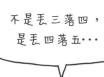

不是丟三落四，
是丟四落五…

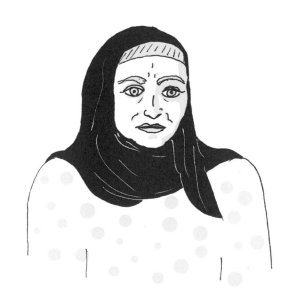

哈哈哈，
難得在精神重症
病房的家屬會談
中，會有這麼好
笑的時候。

因為通常，
跟家屬會談，
比較常屬於是
重新揭開傷疤的
艱難時刻…

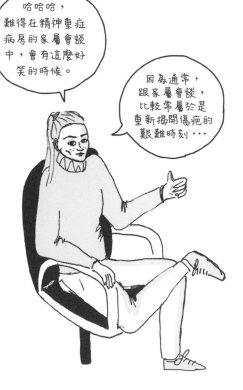

我們必須討論那些精神重症病患家屬經歷過的
痛苦生活、病患失控行為曾經造成的後果等等。

我們有次遇到一名弒母病患，在自己的幻覺影響
下殺害了母親，但是他本人卻對此毫無意識。

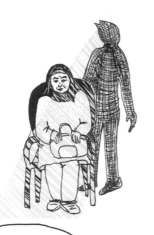

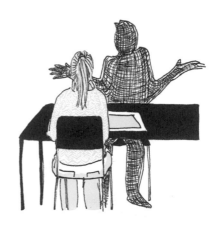

當我們與病患的父親
和弟弟見面時，面對的
分別是失去妻子的人和
失去母親的人。

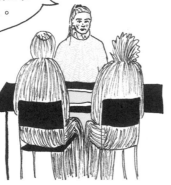

精神重症病房將病患和外界完全隔絕：他們的來電會
經過篩選，而且每天最多只能講 5 分鐘；他們一開始
不開放探視，後來依情況有可能慢慢開放週末探訪。

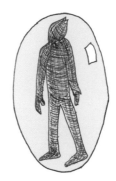

他們幾乎斷絕了與外界的所有連結，而對我們這些醫
護人員來說，有時也難免像病患一樣失去現實感。

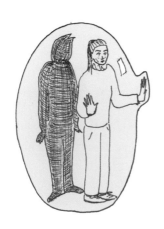

我們與病患的
第一次接觸，
是他們入院時繳
交的病歷。

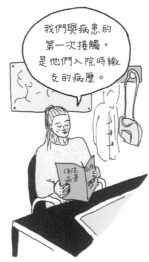

在病歷中，可以看到之前的精神科醫師對病患的觀察。一切都是用精神科術語寫成，把病患的症狀「一個蘿蔔一個坑」地分類在我們讀過的那些理論中…

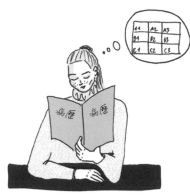

這有點像警察對某個脫離肉身的「個體」做出的一份筆錄…

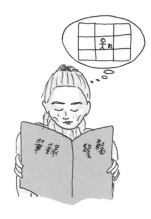

…或是法院判決書、屍檢報告，用一大堆消過毒的中性詞彙，以拉開與現實中實際暴力的距離。

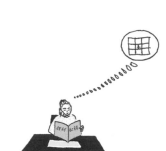

然後我們與病歷上的這個人見面，他將會穿著醫院的病服。這是個多完美的偽裝啊：他就只是名病患。

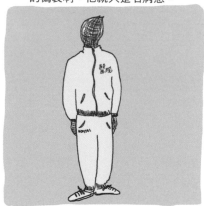

不是兒子，兄弟，父親，朋友，只是一個病人

我們一週接著一週聽他描述自己做了什麼，以及自己在想什麼。

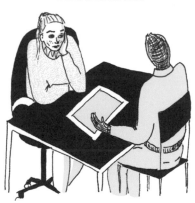

我們已經習慣了他那個扭曲版的現實。我們比較在意的是：所以幻覺出現的情況有減少嗎？

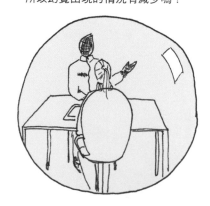

只有當我們與家屬見面會談時，才會被拉回簡單粗暴的現實。

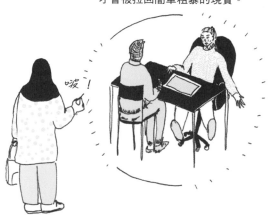

病患家屬會向我們敘述一個早就聽得熟爛的故事，
但是他們的語言中沒有任何病服加上的偽裝，
沒有醫學術語的掩飾或法律詞彙的加持，
他們的語言赤裸而銳利：

家屬的語言在病房的厚牆上砸出一個洞，
讓我們看到那個被隔絕的外在真實世界。

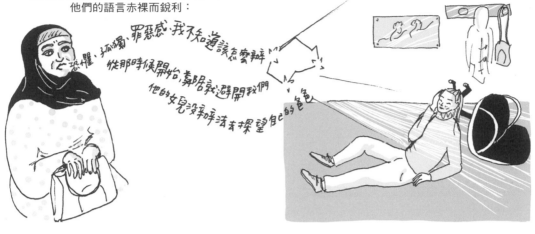

恐懼、孤獨、罪惡感，我不知道該怎麼辦，
從那時候開始，鄰居就避開我們
他的女兒沒辦法去探望自己的爸爸

在家屬會談之後，
我們要在系統上打會談報告。

這是個讓我的文學夢得以抒發的時候。

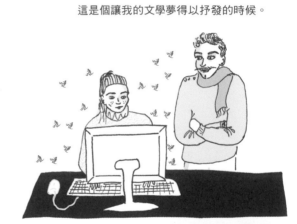

有天下午，我正沉浸在編織報告中，
發生了一件很囧的事情。

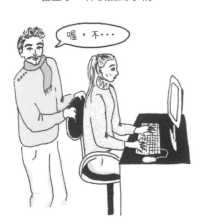

喔，不…

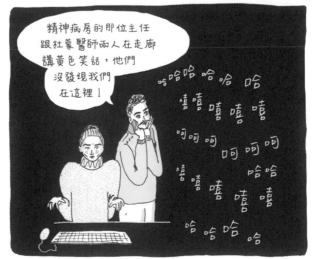

精神病房的那位主任
跟杜蒙醫師兩人在走廊
講黃色笑話，他們
沒發現我們
在這裡！

哈哈哈 哈哈 哈
嘻嘻 嘻嘻 嘻
呵呵呵
呵呵呵
哈哈
嘻 嘻 嘻 嘻
哈哈 哈哈

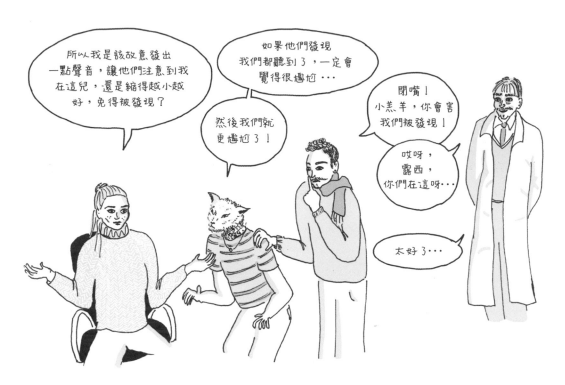

他只不爽了千分之一秒後，馬上就擺起主任的和藹姿態。真不愧是當了 30 年精神科醫師的人！

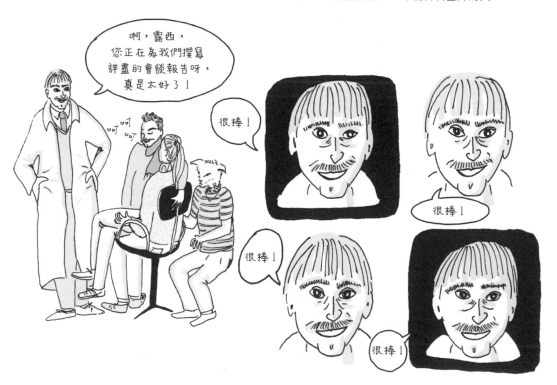

不過他還是留了點心，
不著痕跡地強調自己是值得尊敬的人：

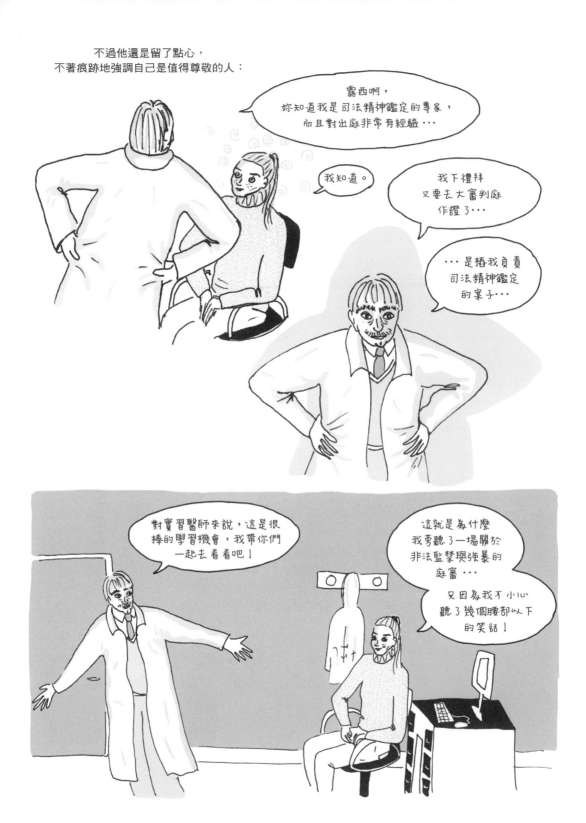

露西啊，
妳知道我是司法精神鑑定的專家，
而且對出庭非常有經驗⋯

我知道。

我下禮拜
又要去大審判庭
作證了⋯

⋯是樁我負責
司法精神鑑定
的案子⋯

對實習醫師來說，這是很
棒的學習機會，我帶你們
一起去看看吧！

這就是為什麼
我旁聽了一場關於
非法監禁與強暴的
庭審⋯

只因為我不小心
聽了幾個腰部以下
的笑話！

一名男子遭控告強暴一名女性性工作者。

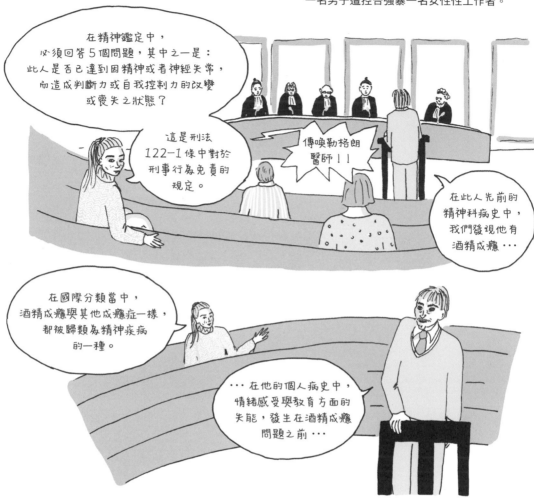

在精神鑑定中，必須回答5個問題，其中之一是：此人是否已達到因精神或者神經失常，而造成判斷力或自我控制力的改變或喪失之狀態？

這是刑法122-1條中對於刑事行為免責的規定。

傳喚勒格朗醫師！！

在此人先前的精神科病史中，我們發現他有酒精成癮…

在國際分類當中，酒精成癮與其他成癮症一樣，都被歸類為精神疾病的一種。

…在他的個人病史中，情緒感受與教育方面的失能，發生在酒精成癮問題之前…

我們的主任勒格朗醫師向法庭報告，被告「已經達到因精神或者神經失常（被確診的酒精成癮）而造成判斷力或自我控制力的改變或喪失之狀態」。

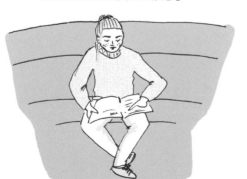

但矛盾的是，在法律上：

酒精的攝取是會加重性暴力犯罪刑責的狀況。

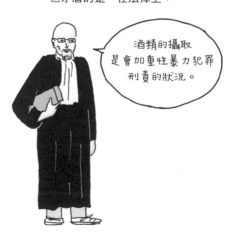

看到兩個原本披著中立外皮的系統：醫療與司法，在這樣的事情上相互矛盾，是一件很令人困惑的事情啊。

兩名衣冠楚楚的男人，一個穿著黑長袍，另一個套上白大袍，互相針對彼此提出的事實評論。這樣的畫面詭異而精準地演示我們這個職業到底都在做些什麼。

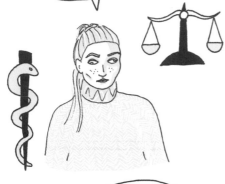

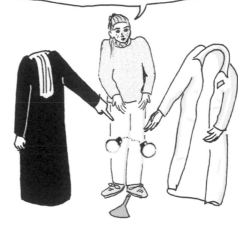

正是這些看似「中性」的外皮，讓我們的職業具備現有的權力。

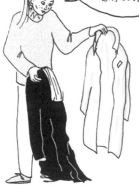

…懲罰的權力…

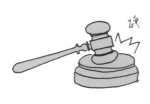

…或是治療的權力…

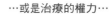
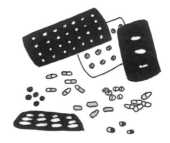

…在精神重症病房的情況中，則是限制與治療並行。

怎樣能描述此權力所擁有的力量呢？最簡單的方式就是，把正在看這本書的你當例子。

走吧，假裝你是進了精神重症病房的病患！

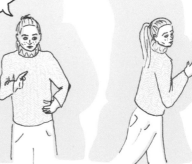

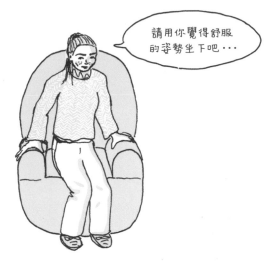

請用你覺得舒服的姿勢坐下吧⋯

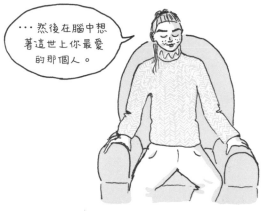

⋯然後在腦中想著這世上你最愛的那個人。

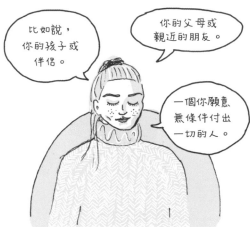

比如說，你的孩子或伴侶。

你的父母或親近的朋友。

一個你願意無條件付出一切的人。

你發現在你們身邊有些奇怪的事情開始發生。

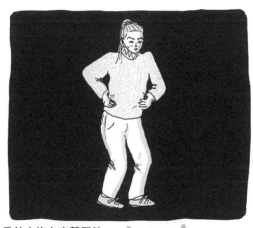

當你們兩人聚在一起時，事情就不太對勁了。

你愛的人沒有高聲回答，但是卻悄悄在腦袋裡對你說話。

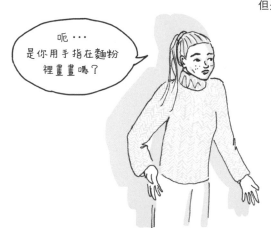

呃⋯是你用手指在麵粉裡畫畫嗎？

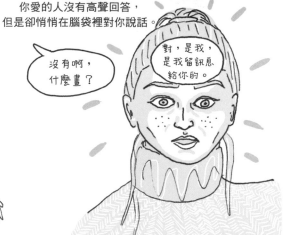

沒有啊，什麼畫？

對，是我，是我留訊息給你的。

這些事情令你困惑，
更重要的是你很不安。

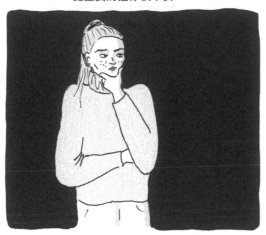

你隱隱約約覺得，
有項任務正等著你們兩人去完成。

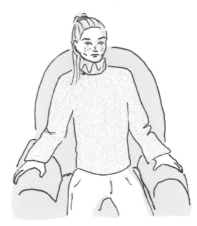

…同時你也覺得這項任務並不單純：
有些人不想讓你們完成所謂的任務，
他們監視著你們，並且送出一些混淆視聽的假訊息。

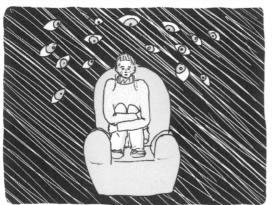

比如你的鄰居：當他跟你聊天時，
使用一個你剛剛跟同伴說過的詞彙。

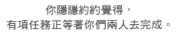

我對他說啊，
你要我幫你
「畫」圖嗎？

這一切是那麼令人不安、困惑，
卻又同時令人感到充滿冒險與刺激。你一邊懷疑，
一邊又忍不住去尋找可能的線索。

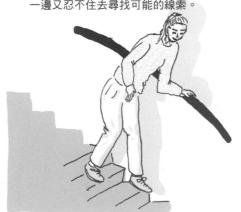

來一點大麻可以幫助你平靜下來。

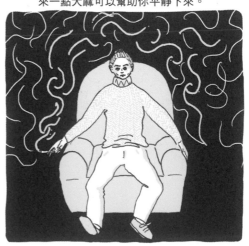

…也可以幫助你找到更多線索。
事情越來越明顯了：有人用盡一切辦法，
想要謀害你最愛的這個人，
你非幫助自己愛的人不可！

當你愛的人睡著時，你聽到有聲音對你說：

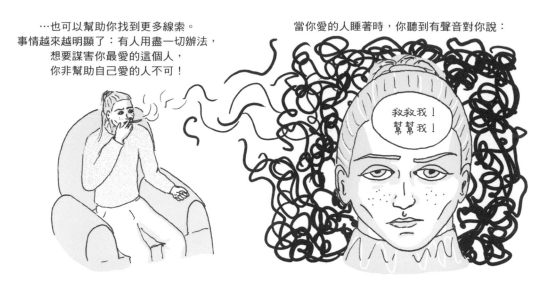

你必須找個隔壁鄰居不在家的時間出門，
因為你不想被撞見。

你怕他們利用自己來對你重要的人不利…但是現
在危險已經無所不在，比如說：管理員太太。

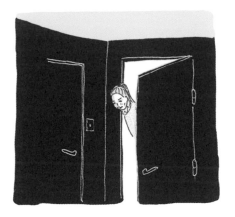

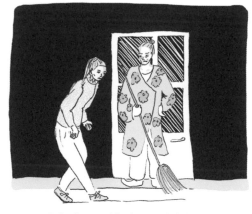

對面雜貨店老闆。

你無法再忍受無處不在的威脅，
以及你腦中呼救哀嚎的那個聲音。

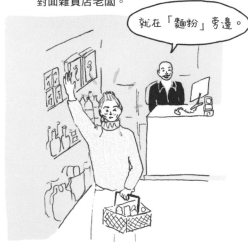

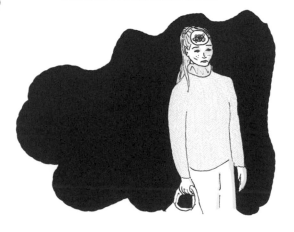

現在即使你愛的那個人不在身邊，
他的聲音還是
一直質問你…

為什麼
不幫我？

某天晚上，你愛的人睡著了，
雖然他面容恬靜，可是他的聲音

**在你腦袋裡一直
苦苦哀求…**

放我
出去

你意識到他被關起來了！
眼前的這身體雖然
看起來美好安詳，可是那…
不是他的身體啊！
這具身體囚禁了他的
靈魂啊！

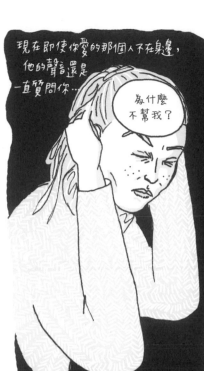

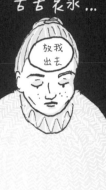

這具身體為他帶來

痛苦與**危險**，
你沒有別的方法，
只好聽從他的請求…

你讓他重獲自由。

你是為他好。

當警察把你帶走的時候，鄰居站在那裡看著，管理員太太也是，
甚至連對面雜貨店老闆都來了。他們看起來一臉悲慘狼狽…
因為他們的奸計被你識破啦！

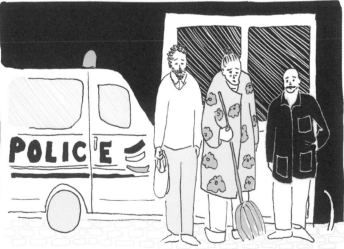

他們不能再傷害你愛的人了！

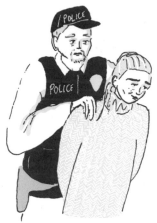

你愛的人繼續在腦袋裡對你說話，
他的聲音讓你放下心來，鬆了一口氣。

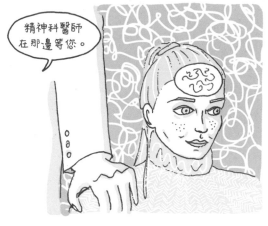

精神科醫師
在那邊等您。

根據刑法第 122-1 條，
你不用對自己的行為負刑事責任，
於是被送進精神重症病房。

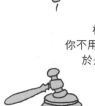

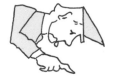

這邊規矩很多，
他們把你的私人物品拿走後，
給你一套病服。

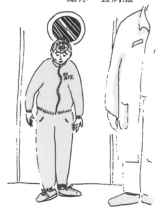

當你自己一人待著時，你愛的人以聲音安慰著你、
跟你說謝謝、恭喜你成功了。

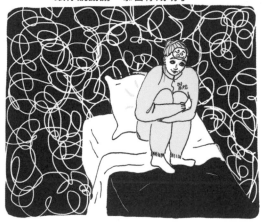

你吃著醫師開給你的藥，
不過你心裡知道這些藥是沒有效的，
這裡的人什麼都不懂。

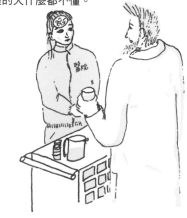

而且啊，那個負責你病情的實習醫師，拉皮耶醫師，
看起來就一副不太知道自己在幹嘛的臉。

你問拉皮耶醫師，自己什麼時候可以出院。

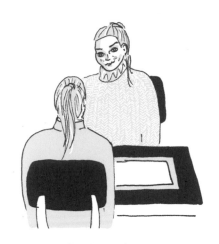

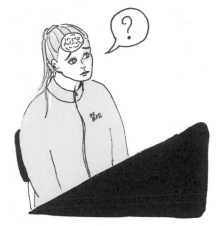

她說，還要一陣子。

好吧，沒關係⋯
反正你愛的那個人的聲音一直陪伴著你。

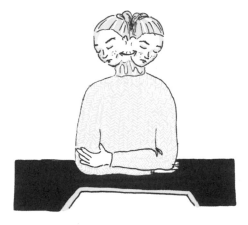

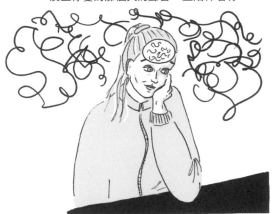

在精神重症病房裡，一切照常運轉：
一日三餐、藥物治療、醫師會談。
你每次見到醫師都問什麼時候可以出院。

你愛的那個人的聲音一天比一天虛弱，
而且越來越少出現了。

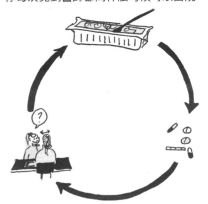

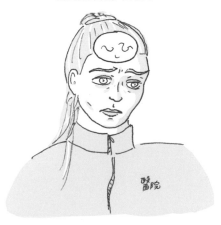

什麼時候可以出院呢？

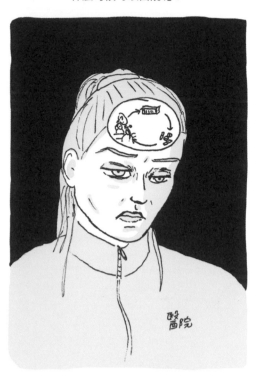

待在這裡，
你幾乎已經聽不到你愛的人的聲音了！！！

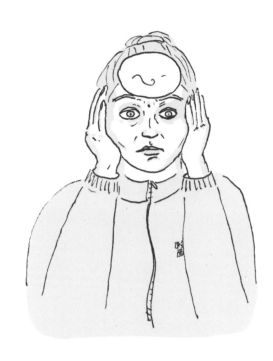

有天，你意識到那聲音已經完全消失了⋯

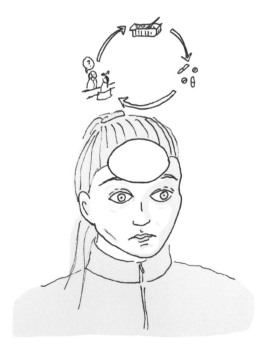

你終於理解到自己並沒有「解救」他，
你只是殺了他，所以他再也不在你身邊了。

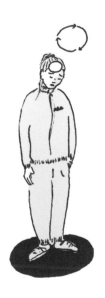

醫師們很高興，他們對你的治療很有效，
還跟你說恭喜康復。

好消息是：你重新回到現實世界，
快要可以出院了，他們把你治好啦！

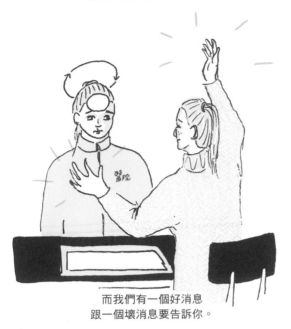

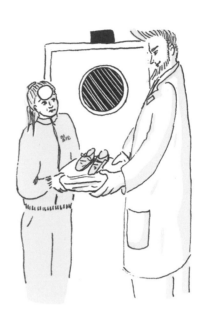

而我們有一個好消息
跟一個壞消息要告訴你。

壞消息是：你殺了這世上你最愛的人，必須背負這個事實活下去。

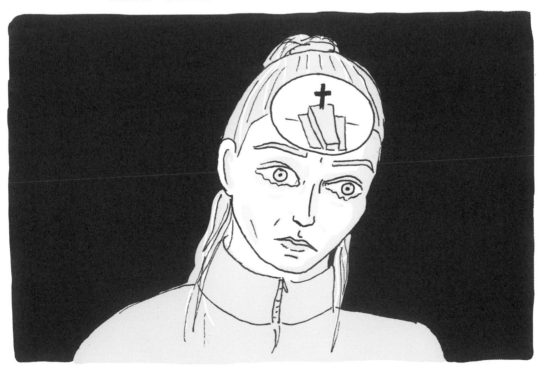

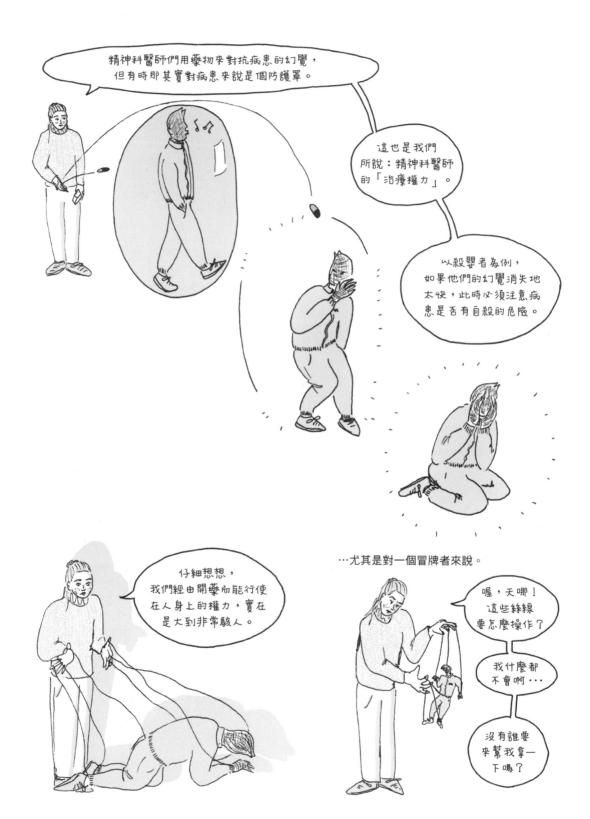

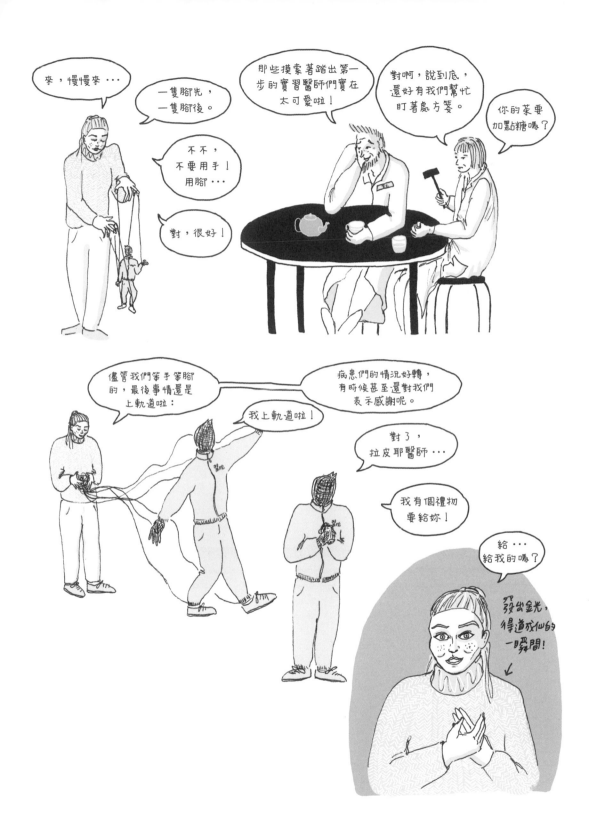

我從病患那裡收到的第一份禮物！

這真是件值得紀念的事⋯

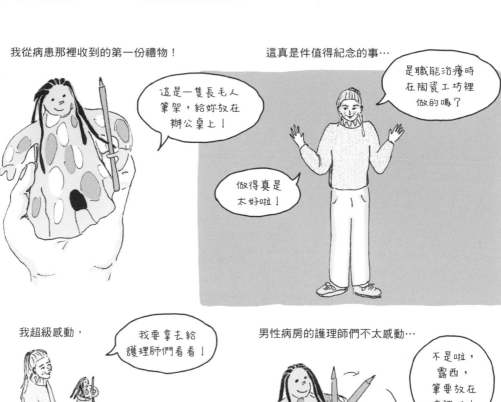

這是一隻長毛人筆架，給妳放在辦公桌上！

是職能治療時在陶瓷工坊裡做的嗎？

做得真是太好啦！

我超級感動，

我要拿去給護理師們看看！

但在精神重症病房，人們不太會被這種事情感動⋯

男性病房的護理師們不太感動⋯

不是啦，露西，筆要放在這裡啦！

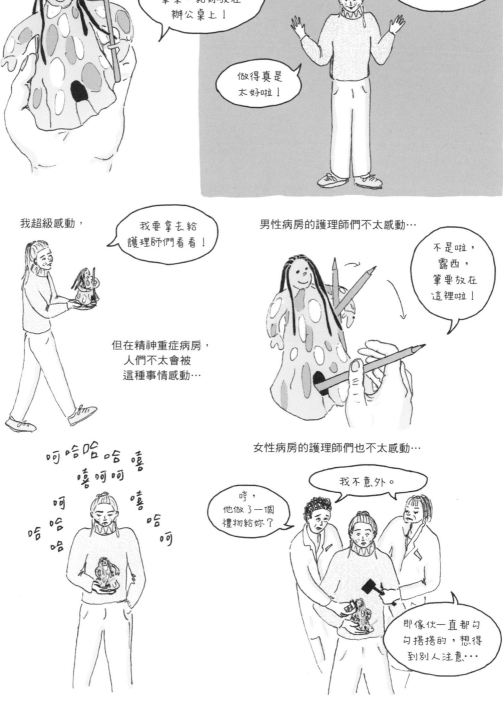

呵哈哈哈 嘻
嘻呵呵
呵 嘻
哈 哈哈
哈哈 呵

女性病房的護理師們也不太感動⋯

哼，他做了一個禮物給妳？

我不意外。

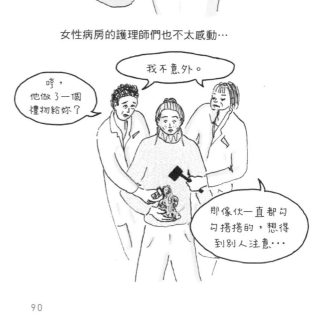

那傢伙一直都勾勾搭搭的，想得到別人注意⋯

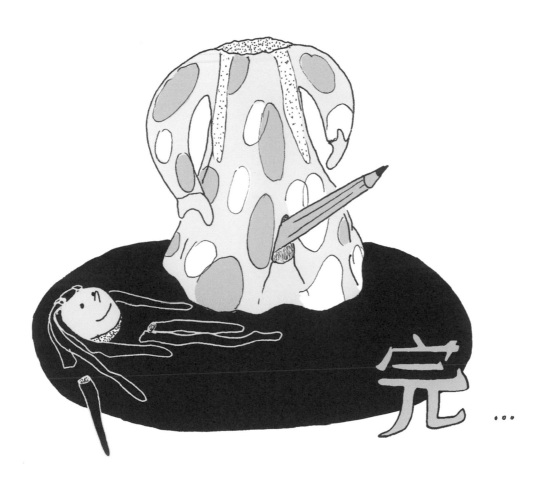

謝謝珊德拉（Sandrine Doré），
她是第一個鼓勵我繼續創作漫畫的人，
那時我只有 10 歲。

謝謝阿涅絲（Agnès Le Men），
也就是漫畫裡的伊莎，
一直以來對我的支持、信心，
還有她部落長老式的影響力。

也謝謝我其他的兄弟姐妹：
可可（Coco），卡蜜兒（Camille），帕瑰赫特（Pâquerette Le Men）。
也謝謝我的父母對於我宣布要改行這件事，
沒有太驚慌失措！

謝謝伊蓮（Irène Forys），
用智慧陪我走過這段改變人生方向的日子。

謝謝最棒的 R 醫師！
也謝謝整個精神重症病房的團隊啟發我創作這本漫畫的靈感
（不過這終究是虛構的故事啊）。

謝謝希琳（Céline Voisin），
CESAN 漫畫學院的編輯與教授。

也謝謝我所有在 CESAN 的老師以及米凱爾（Mikhaël Allouche），
他們教會了我很多事情。

非常非常感謝瓦倫汀（Valentine Dervaux），
一直追蹤著我的編輯進度。

也謝謝帕敏娜（Pamina Guyot-Sionnest），
鼓勵我把漫畫寄給出版社。

而最重要的，
是要謝謝每天都忍受我的冒牌者症候群、
安撫我的每一次自我懷疑、讀過我的漫畫一千萬遍，
以便回答我所有大大小小的問題，
並在我每一次猶豫時幫助我下決定的：
法蘭索（François Lévy）！

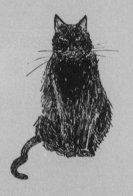

國家圖書館出版品預行編目資料

總覺得自己沒那麼好？：一位實習醫師的冒牌者症候群實錄 /克萊兒‧勒
芒（Claire Le Men）著；Geraldine Lee 譯. -- 初版. -- 臺北市：究竟, 2020.02
96 面；17×23公分 --（心理；51）
譯自：Le syndrome de l'imposteur : parcours d'une interne en psychiatrie
ISBN 978-986-137-289-1（平裝）

1. 精神醫學 2. 通俗作品
415.95   108020673

Eurasian Publishing Group
圓神出版事業機構
用心同你對話·喚醒無限寶藏

究竟出版社
Athena Press

www.booklife.com.tw   reader@mail.eurasian.com.tw

心理 051

總覺得自己沒那麼好？一位實習醫師的冒牌者症候群實錄

Le syndrome de l'imposteur: Parcours d'une interne en psychiatrie

作　　者／克萊兒‧勒芒（Claire Le Men）
譯　　者／Geraldine Lee
發 行 人／簡志忠
出 版 者／究竟出版社股份有限公司
地　　址／台北市南京東路四段50號6樓之1
電　　話／（02）2579-6600‧2579-8800‧2570-3939
傳　　真／（02）2579-0338‧2577-3220‧2570-3636
總 編 輯／陳秋月
副總編輯／賴良珠
責任編輯／蔡緯蓉
校　　對／蔡緯蓉‧林雅萩
美術編輯／金益健
行銷企畫／詹怡慧‧陳禹伶
印務統籌／劉鳳剛‧高榮祥
監　　印／高榮祥
排　　版／莊寶鈴
經 銷 商／叩應股份有限公司
郵撥帳號／ 18707239
法律顧問／圓神出版事業機構法律顧問　蕭雄淋律師
印　　刷／龍岡數位文化股份有限公司
2020 年 2 月　初版

因民情不同，本書精神科實習經驗之處僅供參考。

定價 290 元   ISBN 978-986-137-289-1